AF314826

FRAGMENS

EXTRAITS

DE L'AMI

DES MALADES,

Après lesquels on a joint le recueil abrégé des guérisons opérées par le Remède Universel, pour servir de suite aux quatorze volumes déjà publiés.

Sur l'Imprimé,

A PARIS.

M. DCC. LXXXII.

AVEC PRIVILEGE DU ROI.

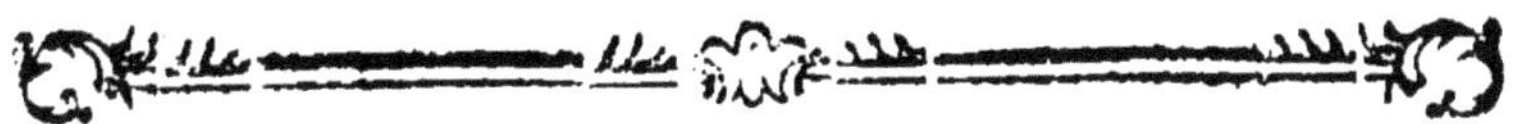

A V I S.

LE Remède universel étant aujourd'hui au-dessus des traits de l'envie, il est nécessaire de donner au Public les moyens de se le procurer dans toute sa pureté, quels que soient les changemens que peut occasionner le tems dans sa distribution générale & particuliere : on pourra s'adresser, pour tout ce qui le concerne, à Monsieur, Monsieur le Correspondant-Général du Remede universel, chez Mr. le Baron de Castelet, à Aix en Provence, qui repondra aux demandes qui lui seront faites, & qui enverra les noms imprimés des Villes où seront placés les Bureaux de distribution, & ceux des Directeurs en chef de chaque département.

Des mandats gratuits, en tout ou en partie, rélatifs aux divers dégrés d'indigence de ceux qui les solliciteront, seront dispersés chez les Buralistes, qui en feront part, selon l'exigence des cas, soit aux pauvres, soit aux personnes charitables qui s'occupent de leur soulagement.

La Poudre d'Ailhaud est exempte en France de tous droits d'entrée, de sortie &

de circulation , par Arrêt du Conseil d'E-
tat du Roi , du 25 Avril 1769 , revêtu de
Lettres-Patentes , enregiſtrées aux Cours
de Parlement , des Comptes & des Aides
de Paris.

Par autres Lettres-Patentes du 15 Mars
1772 , enrégiſtrées au Parlement , ſa diſ-
tribution eſt autoriſée dans Paris & dans le
Royaume.

Par autre marque de bienveillance donnée
par le Roi à Mr. d'Ailhaud , Baron de
Caſtelet , le 13 Janv. 1782 , le Remède
univerſel , ſur la vente duquel ce Seigneur
a favoriſé un établiſſement nationnal & militaire , eſt à l'abri des coups qu'on pourra
lui porter ; & ſon Auteur a reçu , avec
l'aſſurance de la paiſible jouiſſance du ſecret
dont il eſt reconnu l'unique poſſeſſeur , une
penſion d'autant plus honorable qu'elle eſt
plus modique , & qu'elle donne une nouvelle
force aux bienfaits dont Louis le Bien-aimé
avoit favoriſé ſes Ancêtres avant lui.

AVANT-PROPOS.

LE Remède universel, contrarié dans sa naissance, ne pût suivre la marche que la multiplicité constatée de ses heureux effets lui permet aujourd'hui & rend invariable. Soutenu successivement par les faveurs de deux Monarques, Peres de leurs sujets, & appuyé sur les plus glorieux témoignages, sa distribution par-tout desirée, doit en assurer la propagation d'une façon digne à la fois des avantages civils de son auteur, & des vues de bienfaisance qui l'animent. En vain ses peres auroient voulu suivre ce plan dès le principe: Le préjugé, la jalousie, les forcerent d'attendre du temps le développement de leur dessein, & de se prêter même aux désagrémens injustes &

paſſagers qu'ils eſſuyerent pour parvenir à faire le bien. Il n'en eſt plus de même aujourd'hui ; la vérité s'eſt montrée ; les obſtacles ont été vaincus. Les chefs de la maiſon d'Ailhaud ne doivent plus repouſſer les traits de l'envie, qu'en offrant au Public, des citoyens, qui faits par état pour ſervir leur patrie, chercheront à unir aux travaux honorables de la guerre, les ſoins non moins glorieux & plus doux de l'humanité & de la bienfaiſance. Telle eſt la tâche que s'eſt impoſée en particulier Mr. le Baron de Caſtelet. L'ouvrage qu'il doit mettre au jour ne laiſſant aucun doute ſur l'importante découverte de ſes peres, montrera ſon patriotiſme, & les moyens qu'il doit prendre pour l'exercer.

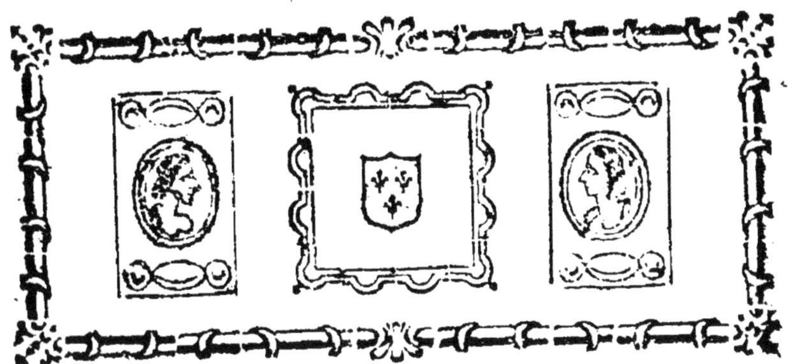

FRAGMENS
EXTRAITS
DE L'AMI DES MALADES.

ROUTE que fuivit M. D'AILHAUD pour faire connoître le Rèmede qu'il inventa, & pour en conftater l'univerfalité.

M. D'AILHAUD, jaloux de la gloire d'être utile à fes femblables, prit la route la plus sûre pour y parvenir. Ennemi de toute préfomption, il ne compta pour rien la force de fon témoignage, & ne prétendit point captiver les efprits par fon autorité. Rempli de refpect pour le Public, il ne voulut ni contredire fes idées, ni entreprendre de le détromper d'une erreur, qu'après avoir mis fous fes yeux, un corps d'expériences & de lumieres, capa-

A 4

ble de frapper tous les efprits & de les per-
fuader. En un mot , il voulut conduire à
fon fyftême , par les mêmes voies , par lefquelles la nature l'y avoit conduit lui-
même.

Dans cette vue , il fe contenta d'abord
de faire connoître fa Poudre. Il compta
fur fes bons effets , & il crut qu'ils de-
voient fervir pour le Public , de fondement à fon fyftème. En effet , le moyen
le plus court , & peut-être l'unique , de
démontrer l'unité de caufe dans les maladies , & la poffibilité d'une Médecine univerfelle , étoit de mettre fous les yeux du
Public , des malades de toutes les fortes ,
guéris par un feul & même remède. En
voyant les maladies les plus difparates ,
celles que la Médecine regarde comme
oppofées , difparoître par l'efficacité de
cet unique remède , l'efprit le moins péné-
trant conçoit d'abord qu'il doit y avoir
quelque chofe de commun dans toutes les
maladies , autrement il ne feroit pas poffible que les opérations toujours uniformes
de ce reméde *unique* délivraffent l'homme
de fes différentes infirmités. On conçoit
encore que ce qu'il y a de commun dans
toutes les maladies , doit être le germe ,
la caufe première , & proprement dite des
maladies ; car fi les caufes premières des

maladies étoient réellement diftinguées , comment un reméde unique , qui n'attaque qu'une feule caufe , pourroit-il guérir deux maladies qui dériveroient de deux caufes différentes?

Ces notions générales , gravées dans tous les efprits , non par les leçons de la Phyfique & de la Médecine , mais par celles du fimple bon fens , promettoient à M. d'Ailhaud toute faveur pour fon fyftême , dès qu'il auroit fait voir aux hommes ce reméde fingulièrement efficace , dont l'ufage détruiroit dans tous les cas poffibles , ce qu'il y a de commun dans toutes les maladies , je veux dire , leur principe & leur caufe. Jufqu'alors le fyftême , quoique très-fimple & très-raifonnable en lui-même , ne pouvoit faire fortune dans le monde , à caufe de l'empire des préjugés contraires ; & voilà fans doute la raifon pour laquelle M. d'Ailhaud a demeuré fi long-tems fans le publier ; peut-on ne pas admirer fa rare prudence , fa pénétration & fa délicateffe !

Mais peut-on de même le féliciter fur l'heureux fuccès de fes combinaifons ? Et n'auroit-il point porté trop loin fes prétentions , en fe flattant d'avoir trouvé ce reméde fans égal , auquel il donne le nom de Médecine univerfelle ? C'eft maintenant

qu'il faut entendre, non M. d'Ailhaud
lui-même, qui seroit suspect en sa propre
cause, mais des témoins désintéressés de
toutes les conditions & de tous les pays,
qui sans avoir pu se concilier ensemble,
ni être sollicités par M. d'Ailhaud en faveur de sa Poudre, parlent de ses propriétés, ou comme témoins oculaires, ou,
ce qui est encore mieux, d'après leur propre expérience. Si nous trouvons de
nombreux témoins en qui toutes ces qua-
lités concourent, tout Lecteur pourra,
sans crainte d'erreur, juger les prétentions
de M. d'Ailhaud, & prononcer sur sa
Poudre & son système. Pourroit-on dans
les choses humaines, dans les discussions
de fait, appuyer un jugement quel qu'il
soit, sur des fondemens plus solides?

Or dans le moment présent, le Public a
sous ses yeux, plusieurs Recueils de témoignages qui déposent sur les propriétés de
la Poudre d'Ailhaud. Il se trouve dans
ces Recueils, *un très - grand nombre de
lettres*, qui sont comme autant de témoins qui rendent compte de ce reméde;
(1) assurément le nombre est bien hou-

---

(1) Les Recueils, dont il doit paroitre un
chaque année, sont aujourd'hui au nombre de
15, & portent à plusieurs milles, la partie des
guérisons, suffisante pour l'instruction des malades.

nête , & je ne crois pas que dans aucune information civile ou criminelle , on ait jamais requis , pour conſtater un fait , des dépoſitions auſſi nombreuſes. Un ſimple coup d'œil ſur la Table qui termine chaque Recueil , préſente auſſitôt la nomenclature effrayante de la multitude des maladies dont l'homme peut être atteint , & les témoins aſſurer à M. d'Ailhaud , que ſa Poudre en a opéré la guériſon. La plûpart même de ces maladies guéries par la Poudre , avoient auparavant réſiſté à toute la Médecine , enſorte que pluſieurs des lettres de guériſons qui l'atteſtent , renferment en même temps une comparaiſon formelle de la Poudre avec les autres remédes de la Médecine , & relèvent infiniment la vertu de la Poudre. Le grand nombre de ces lettres eſt un tiſſu d'éloges , de ſentimens de reconnoiſſance , d'admiration , &c. On trouve dans quelques-unes , des guériſons qui tiennent du prodige , & ſi l'on pouvoit regarder comme morts , ceux que les Médecins ont déclaré ne pouvoir revenir de leurs maladies , on pourroit dire , d'après les témoignages cités , que la Poudre a reſſuſcité des morts. En un mot , il ne manque rien au fonds des témoignages nombreux qu'a produit M. d'Ailhaud , pour lui donner droit de conclure que fa Poudre eft véritablement une *Médecine univerfelle*, fi les témoins qui parlent font tels qu'une faine critique a droit de les demander ; c'eft-à-dire, s'ils font défintéreffés, de toutes les conditions, &c. C'eft fur quoi doit porter maintenant toute l'attention du Lecteur.

Temoins défintéreffés. Eh qui peut douter que les auteurs des lettres dont nous parlons, n'ayent été pleinement défintéreffés dans la caufe préfente ? Outre que plufieurs proteftent n'être guidés en écrivant, que par l'amour de la vérité, ou par le bien de l'humanité ; quel autre intérêt pourroit-on leur fuppofer ? Qu'ils font liés à M. d'Ailhaud ou à fa Poudre ? Mais éloignés de M. d'Ailhaud, ne le connoiffant point, n'étant point connus de lui, n'eft-il pas évident que leurs rélations avec cet homme célébre, n'ont pu être formées que par les admirables effets de fa Poudre, & par la jufte reconnoiffance qui les animoit, après avoir eu le bonheur d'en ufer ? Or, quels témoignages d'un plus grand poids, que ceux qu'infpire le zéle du bien public, ou un mouvement de reconnoiffance ? & quelle reconnoiffance moins fufpecte d'interêt, que celle qu'on témoigne librement à quelqu'un qui ignore qu'on lui a obligation ?

Témoins de toutes les conditions. C'eſt un préjugé bien favorable à la Poudre, de voir qu'un reméde deſtiné à l'uſage de tous les hommes ſans exception, reçoit de tous indiſtinctement, un tribut d'éloges, uniquement fondé ſur ſa bonté. Qu'on parcoure ſeulement les ſignatures des lettres qui compoſent les Recueils, pourra-t-on n'être pas ébranlé, en rencontrant les noms de pluſieurs Princes étrangers, de pluſieurs Miniſtres d'État, d'une multitude étonnante de perſonnes diſtinguées dans l'épée & dans la robe ; d'Eccléſiaſtiques & de Religieux ; de Gentilshommes, d'Avocats, Bourgeois, Négocians, Marchands, gens d'affaires, &c. ? Comment récuſer des témoins ſi irréprochables ? Et ſi leurs témoignages méritent créance, comment douter après cela de l'efficacité, de l'univerſalité de la Poudre ?

Un Médecin incrédule demandera peut-être avec ironie, s'il ſe trouve beaucoup de Médecins ſouſcripteurs de ces lettres de guériſons ? Mais, outre qu'avec des ſuffrages auſſi déciſifs que ceux qu'on a cités, on pourroit ſans inconvénient, ſe paſſer de l'approbation de Meſſieurs les Docteurs ; nous répondons à celui qui feroit cette queſtion. 1°. Qu'il trouvera dans ſon cœur, la raison pour laquelle il pourroit se faire sans miracle, que les divers Recueils ne présentassent aucune Lettre écrite par des Médecins. 2°. Que pour savoir d'abord si l'on est malade, puis si l'on est guéri, l'on n'a pas besoin de l'attestation du Médecin. 3°. Que les Recueils publiés par M. d'Ailhaud, présentent la signature de dix-neuf Médecins, & de cinquante-deux Chirurgiens, Administrateurs déclarés de la Poudre. (1) Preuve évidente que dans les ames bien faites, l'intérêt de la vérité peut l'emporter sur celui des préjugés, de la jalousie, & même de l'esprit de Corps.

Temoins de tous les Pays. Il n'y a peut-être aucune Province en France, où la Poudre d'Ailhaud ne soit connue, & où elle n'ait fourni des preuves de sa vertu. Par un juste retour, l'Auteur de la Poudre a reçu, de toutes les Provinces du Royaume, des marques distinguées du cas qu'on y fait de son Reméde, & de l'es-

---

(1) I. *Recueil.* Les Sieurs Bernard, Turrier, Feburier, Chirurgiens.

II. *Recueil.* Mrs. de Chevy, Paul Léon, Pierre Recupero, François Leblanc, Martin Piscopo, J. B. Savoca, Médecins.

Les Sieurs Cau, Freron, Didelot, Lacroix, Chirurgiens.

time qu'on y a pour lui. On peut encore s'en assurer par un simple coup d'œil sur les signatures des lettres citées ; on en trouvera non seulement de toutes les Contrées du Royaume , mais même des Pays étran-

---

III. *Recueil.* Mrs. Humbert , Helling , Yzuriaga , Médecins.

Les Srs. Flore , Leglise , Daubanton , Laty , Deslande , Deroux , Fraichinet , Chirurgiens.

IV. *Recueil.* M. Selleron , Médecin du Roi.

Les Srs. Montaut , Labourel , Gillion Basset, Beauregard , Alibert , Tiflandier , Chirurgiens.

V. *Recueil.* MM. Laveissiere , Esprit de Lyon , Capucin , Delafont , Vialon , Champion , Médecins.

Les Sieurs Pouget , Dasquet , Ducoudrai , Bergé , Prieur , Junoi , Callian , Quilhet , Masse, Delpech , Chirurgiens.

VI. *Recueil.* M. Davisard , Médecin.

Les Srs. Bayard , Balme , Dubois , Délinicres , Vaquier , Piat , Dubans , Ferber , Gourfaud , Dargelos , Gillion , Malet , Serre , Palmade , Chirurgiens.

VII. *Recueil.* MM. Terris , Fleuri , Médecins.

Les Srs. Maublan , Faber , Balzac , Barret, Muteau de Roquemont , Cissei , St. Bris , Chirurgiens.

Nota. Il y a aujourd'hui 15 Recueils publiés , qui portent les gens de l'Art , partisans déclarés du Remede universel , à un nombre bien plus grand , quoiqu'ils ne fassent pas mention des Médecins & des Chirurgiens simples approbateurs du Remede universel , qui n'ont pas eu l'occasion d'en faire l'apologie par écrit.

gers, de la Savoie, de la Catalogne, de l'Espagne, de l'Italie, de la Turquie, de la Saxe, de l'Allemagne, de la Hongrie, quelques-unes du nouveau Monde. Un Reméde si répandu, n'ayant pour lui que ses propriétés invariables, employé par tant de mains peu expérimentées, & recueillant dans tous les Pays, des éloges mérités par des succès, peut-il n'être pas intrinséquement excellent? Et n'est-ce pas une vraie pitié, que la voix discordante de quelques Médecins, prétende balancer l'impression favorable à la Poudre, qui résulte de tant de suffrages réunis.

Il n'est pas inutile de remarquer que parmi les lettres qui composent le premier Recueil, il en est plusieurs écrites par des personnes distinguées qui tiennent le premier rang à Aix même. Un premier Président de la Cour des Comptes, un Conseiller au Parlement, deux Dames, quelques autres particuliers, entr'autres des Chirurgiens du voisinage. Rarement est-on Prophète dans sa Patrie, & il faut que le mérite de M. d'Ailhaud & de sa Poudre, soit bien incontestable pour avoir moissonné des éloges, & des éloges si honorables, dans une terre, où pour l'ordinaire on ne trouve que contradiction.

Temoins qui n'ont pu se concilier ensem-

ble. Je ne crois pas qu'il puisse venir dans l'esprit d'aucun homme raisonnable, que les lettres, publiées par M. d'Ailhaud, soient le fruit d'une ligue formée par ceux qui les ont écrites pour donner de la réputation à la Poudre. Outre la disparité des conditions, & la distance des lieux qui séparent tous ces Auteurs, & qui met une sorte d'impossibilité physique au projet d'une confédération, quel objet auroit-on pu se proposer en proclamant un reméde inconnu, dont la vertu auroit été douteuse ? On voit que l'hypothèse d'une conciliation seroit absurde : d'où il suit que chaque lettre n'exprimant que la façon de penser du particulier qui l'a écrite, si on les voit se réunir à louer la Poudre, à l'admirer, c'est que la Poudre a su mériter le suffrage de tous, en faisant un bien marqué à tous.

Témoins qui n'ont pu être sollicités par M. d'Ailhaud. Il semble encore inutile d'insister sur cette circonstance ; car il n'est personne qui ne voie d'abord, que si M. d'Ailhaud avoit été assez imprudent pour demander des certificats que sa Poudre n'auroit pas mérité, loin d'en obtenir des personnes respectables qui lui en ont adressé, il n'eût reçu de leur part, que d'humiliantes mortifications. En effet, quelle est la personne d'honneur assez complaisante pour certifier, sur-tout par la voie de l'impression, le contraire de ce qu'elle fait, ou seulement ce dont elle doute? Et d'ailleurs comment M. d'Ailhaud auroit-il pu déterrer toutes ces personnes complaisantes, en tant d'endroits différens, & par quel appas les auroit-il subornées? Mais on ne fera peut-être pas cette injure aux souscripteurs des lettres. Aucun n'a cru compromettre sa probité, son honneur, en attestant la bonté de la Poudre d'Ailhaud, tous ont cru rendre témoignage à la vérité; tous ont cru remplir un devoir, plûtôt que de faire un acte de complaisance; ces lettres renferment donc le langage de la vérité, & c'est sur elle que la Poudre d'Ailhaud fondera toujours son triomphe.

Enfin *temoins oculaires, ou qui parlent d'après leur propre expérience, & par conséquent témoins éclairés.* C'est ici sans contredit le plus fort argument que fournissent les Recueils cités, en faveur de la Poudre d'Ailhaud. Des temoignages qu'ils renferment, il n'en est pas un seul qui n'ait été donné par des temoins oculaires de sa vertu, ou, ce qui est encore plus décicisif, par des temoins qui ne font que raconter l'héureuse expérience qu'ils en ont faite. Le très-gand nombre est de ces derniers. Or ces temoins étant

défintéreffés, gens d'honneur & de pro-
oité, (ainfi que nous avons droit de le
fuppofer,) quel poids, quelle force,
dans le parfait concert avec lequel ils
ont parlé de la poudre, & dans tout ce
qu'ils en ont dit ? Ce n'eft pas après avoir
perdu leur temps à la décompofer, ou
à étudier les rêveries de ces fpéculateurs
oififs, qui l'ont vainement tenté, que ces
témoins ont porté leur jugement fur ce
reméde. Des connoiffances plus fûres ont
fervi de bafe à leurs raifonnements. Affli-
gés des maladies les plus férieufes, ils
ont ufé de la poudre, malgré les frayeurs
cruelles que leurs Médecins tâchoient de
leur infpirer contre ce prétendu cauftique;
ils ont été guéris. Voilà le fondement de
tous les éloges qu'ils lui ont prodigués
pour rendre hommage à la vérité, &
faire depit à l'envie. Qu'on compare maintenant l'obfervation d'un M. Thiery, qui
(en avouant qu'il ne fait pas au jufte ce
qui entre dans la compofition de la poudre,) prétend qu'elle eft un poifon, &
les témoignages de ceux qui (après en
avoir ufé,) l'appellent un reméde divin,
fe décider entre ces deux autorités, fe-
roit-ce donc la matiére d'un problême ?

Mais après tout ce qu'on a dit fur le
caractère des divers témoins qu'a produit
M. d'Ailhaud pour le jugement de fa

caufe, les fuffrages du public équitable pourroient-ils encore être partagés ou in-décis? Tant de temoins tout d'un coup, & fi irréprochables, qu'à l'exception de deux, dont nous parlerons plus bas, & dont nous démontrerons victorieufement l'exactitu-de, les parties adverfes de M. d'Ailhaud, n'ont jamais entrepris de les contredire? Que faudroit-il de plus, pour faire pan-cher la balance? Un Receuil fi confidéra-ble des effets admirables, & *non conteftés* de la poudre d'Ailhaud, pourroient-ils laiffer le moindre nuage fur fa vertu? Dans une difcuffion de fait, où tous les temoins qui parlent, font *gens défintéref-fés, de toutes les conditions, de tous les pays, fous les yeux ou en la perfonne defquels* ont été opérés les effets dont on veut conftater l'exiftence, peut-on dé-firer une preuve plus directe, plus com-plette, plus décifive?

Pour donner encore plus de poids à ces témoignages, nous remarquerons que la maladie d'un homme & fa guérifon, font des objets fi notoires, qu'il n'eft guère poffible d'y mêler de l'erreur. On fait bien dans chaque pays, fi telle perfonne du lieu a été malade, ou non; fi elle l'eft encore, ou fi elle ne l'eft plus; fi elle avoir telle maladie, ou une autre; fi c'eft par l'ufage d'un tel reméde, ou de tel autre;

qu'elle a été guérie. Pour peu qu'on ait de sentiment & de pudeur, on ne s'avisera jamais de publier la fausse rélation d'une maladie, d'une guérison, &c. En tout cas, il est clair, dans la matiére présente, que si parmi les rélations publiées par M. d'Ailhaud, il s'en trouvoit quelqu'une de suspecte, le zèle qui dévore tant de Médecins, antagonistes de la Poudre, ne manqueroit pas d'éclaircir & de rectifier les inexactitudes de la rélation. Sans doute, ils se croiroient obligés de détromper le public abusé. On peut donc regarder comme irréprochables toutes celles qui font imprimées, puisqu'il n'y en a que deux qui aient été contredites, & dont nous garantissons la justification. Dès-là, les Recueils de guérisons qui ont paru, pourroient être intitulés :

Histoire véritable & non contestée des admirables effets de la Poudre d'Ailhaud, par gens désintéressés, de toutes les conditions, de tous les pays, sous les yeux, ou en la personne desquels, ladite Poudre a manifesté sa vertu.

Mais en supposant ce corps de preuve, hors d'atteinte, par le caractère des témoins & la nature des faits dont ils déposent, que restoit-il à M. d'Ailhaud, que de conclure comme une chose démontrée.

Que toutes les maladies procèdent d'une seule cause ; qu'un seul reméde peut détruire cette cause ; & que sa Poudre a les propriétés nécessaires pour opérer cet effet ? En avançant toutes ces nouveautés, M. d'Ailhaud ne fait qu'exprimer par une proposition générale, ce qui se trouve énoncé & prouvé, dans les détails particuliers des Lettres imprimées. Car, dès que la Poudre donnée à des malades de tout âge, de tout sexe, de tout pays, atteints de diverses maladies, a pu les guérir uniformément, d'une manière plus douce & plus sûre, que les remédes reçus jusqu'alors ; pourquoi ne pas dire ce qui saute aux yeux de toute personne qui réfléchit, savoir qu'une seule cause avoit engendré toutes les maladies, & qu'une seule médecine, qui a pû les toutes guérir, mérite, à juste titre, le nom de *Reméde universel ?* Et cela supposé, le systême de M. d'Ailhaud qu'est-il autre chose qu'une conséquence légitime de toutes les Lettres de guérisons, qui lui ont été adressées ? On sent encore mieux à présent, pourquoi M. d'Ailhaud n'a fait paroître son Systême, que lorsqu'il a pu le mettre à côté d'un nombre suffisant de Lettres de guérisons ? C'est que dans l'art de bien raisonner, on ne tire la conséquence, qu'après avoir établi les principes.

Mais ce préalable une fois rempli, il faut convenir que M. d'Ailhaud a enrichi le public, de la découverte la plus intéressante & la plus complette qui se puisse. Son système, sans sa Poudre, eût montré à tout esprit impartial, la possibilité d'un Remede universel, mais le faisant désirer, & ne le donnant pas, cette belle théorie n'eût laissé que des regrets à l'homme. La Poudre, sans le système, fut devenue un reméde borné, assujetti en tout, aux loix & aux incertitudes de la Médecine, qui ne l'eût employé que dans un petit nombre de maladies, & n'eût jamais pensé qu'elle pût être utile à toutes. Le système & la Poudre réunis, sortants des mains de l'Auteur, soutenus par les expériences les moins équivoques, font un présent complet qui ne laisse rien à desirer à l'homme pour sa guérison. C'est ainsi qu'en ont jugé tous ceux, qui, dans leurs infirmités, ont eu le bonheur d'user de la Poudre. C'est ainsi qu'en jugeront infailliblement toutes les personnes désintéressés, qui, n'ayant jamais fait usage de ce reméde, voudront prendre la peine de lire le Traité de M. d'Ailhaud, & les Lettres de guérison qui l'accompagnent. Sous l'impression d'un système bien raisonné, & de tant de témoignages respectables qui lui servent d'appui, seroit-il possible qu'une personne éclairée fut d'un avis contraire?

EXPOSITION RAISONNÉE

DU SYSTEME

De Mr. D'AILHAUD.

LA Poudre d'Ailhaud eſt l'ouvrage d'une longue & profonde réflexion. C'eſt la production d'un Auteur vif & hardi, mais auſſi prudent qu'éclairé. D'abord excité par le preſſant intérêt de ſa conſervation, ſoutenu enſuite dans ſes recherches, par l'heureux effet des tentatives qu'il oſe faire ſur lui-même, il croit pouvoir réuſſir à corriger les erreurs de la Medecine, & défricher le vaſte champ de ſes incertitudes. Il ſimplifie tout à la fois, la théorie & la pratique de cette utile ſcience, en réduiſant la théorie à un petit nombre de principes inconteſtables, la pratique, à l'uſage d'un ſeul Reméde, capable de guérir toutes les maladies.

Mais il arrive ſouvent qu'on s'égare dans la viſion de l'eſprit, ſur-tout lorſque ſéduit par l'attrait de la nouveauté, l'on s'engage dans des routes inconnues. Un beau ſyſtême, n'eſt ſouvent qu'une belle erreur &

je

je n'ignore pas que parmi le grand nombre de perfonnes qui ont porté leur jugement fur le fyftême de M. d'Ailhaud, il en eft de très-éclairées & de très-refpectables, qui l'ont cru faux & infoutenable. Mais comme il s'en trouve auffi d'un fentiment oppofé, dont les lumières & l'expérience méritent la plus grande confidération, le lecteur fera bien aife fans doute de fe mettre au fait des principes de Mr. d'Ailhaud, de voir les preuves, de les comparer aux objections, & de fe décider en faveur d'1 fentiment qui lui paroîtra plus conforme à la vérité. Je vais donc faire une expofition du fyftême de M. d'Ailhaud, la plus claire qu'il me fera poffible, & je prie mes Lecteurs de bien faifir la théorie de notre Auteur. C'eft cette théorie qui l'a conduit à la découverte de fa Poudre, & qui doit conduire le Lecteur à des impreffions décifives, pour ou contre le remède.

M. le Baron de Caftellet, fils de l'Auteur, a réduit tous les principes de M. fon Père, aux trois propofitions fuivantes. (1)

» 1°. Les maladies ne procédent point » du fang & des efprits, mais toujours » des humeurs qui s'oppofent à leur natu- » relle circulation.

____

(1) Feuille intitulée, *Médecine univerfelle.*

B

» 2°. Les maladies ne procédant point du
» sang & des esprits, mais toujours des
» mauvais levains, on doit conserver le
» premier, & donner la fuite aux seconds.

» 3°. Les purgatifs étant seuls capables de
» donner la fuite aux humeurs arrêtées,
» & de détruire les obstructions & mau-
» vais levains qui occasionnent les mala-
» dies, il faut y avoir recours, & en com-
» poser d'assez doux pour produire l'effet
» désiré.

Voilà les trois principes fondamentaux sur
lesquels porte le système de Mr. d'Ailhaud:
voilà d'où dérivent toutes les conséquences
qu'il tire contradictoirement aux opinions
reçues de la Faculté. Mais cette doctrine
est-elle aussi certaine, qu'elle est simple?
C'est ce que nous allons examiner, en dé-
veloppant les trois propositions ci-dessus.

PREMIERE PROPOSITION.

*Les maladies ne procédent point du sang &
des esprits, mais toujours des humeurs
qui s'opposent à leur naturelle circulation.*

Pour faire la preuve de cette proposition, nous nous en tiendrons à l'analyse
des raisonnemens de Mr. le Baron de Cas-

œelet , dans la feuille intitulée : *Médecine universelle.* Faifons d'abord d'après lui , quelques remarques préliminaires.

1°. *Le fang contient avec lui , toutes les humeurs :* c'eft-à-dire , que la lymphe , la morve , la bile , l'urine , en un mot , toutes les humeurs font mêlées avec le fang qui les entraine dans fa circulation , pour les diftribuer dans les différentes parties du corps.

2°. *Chaque humeur fa filtre par les glandes qui lui font deftinées.* C'eft-à-dire , que dans la circulation , la falive fe filtre par les glandes falivaires , la lymphe , par les vaiffeaux lymphatiques , l'urine par les reins , & ainfi des autres.

3°. *Jamais une glande ne filtre dans l'état naturel, l'humeur qui doit être filtrée par l'autre,* C'eft-à-dire , *que le foie qui filtre la bile , ne filtre jamais dans l'état naturel, l'urine qui doit être filtrée par les reins ,* &c. La nature fournit mille exemples femblables. Tel vaiffeau qui filtre l'eau , ne laiffe point paffer le vin. Un morceau de veffie que l'eau traverfe , refufe un paffage libre à l'air. Un papier imbibé d'huile , fépare l'huile du vin. *Ainfi voyons-nous,* dit M. d'Ailhaud Pere , que *dans l'admirable conftruction du corps , il y a plufieurs*

glandes par lesquelles ces humeurs se filtrent : il y en a pour les yeux, d'où il se
filtre & découle une sérosité qui sert à les
humecter & à faciliter leur mouvement & pas
autre chose. Il y en a pour les oreilles, d'où
il découle une humeur qui devient ensuite
visqueuse & jaune, pour favoriser & conserver la sensation de l'ouie, & pas autre
chose, &c. (1)

4°. *Quoique le sang contienne avec lui
toutes les humeurs qu'il porte dans les différentes parties du corps,.... il est certain que le sang est toujours pur, & dif-
tingué des humeurs.* C'est la doctrine de
M. d'Ailhaud pere, plus amplement ex-
pliquée dans son Traité de l'Origine des
Maladies, (pag. 5 & 6) c'est-à-dire, que
tant que le sang *subsiste dans sa nature,* (2)
il est toujours pur par lui-même, & ne
s'identifie jamais avec les humeurs, quoique mêlé avec elles. On en a la preuve évidente dans le sang qu'on tire à un malade.
Les humeurs qu'il contient se séparent d'elles-mêmes en grande partie, lorsque le
sang se coagule ; on les voit nager sur la
surface, & prendre leur couleur naturelle,
toute différente de celle du sang.

____

(1) Traité de l'origine des maladies, pag. 6.
(2) Ibidem.

Cela fuppofé , M. le Baron de Caftelet affure que le fang eft *incapable de produire par lui-même la maladie.* La preuve qu'il en donne n'eft pas un tiffu de raifonnemens abftraits, hériffés des termes obfcurs de la Médecine : ce n'eft qu'une fimple expofition des principes inconteftables de la fanté & de la maladie ; la vérité n'a befoin que d'être montrée.

La fanté , dit M. le Baron de Caftelet , *dépend de l'équilibre entre les parties folides , & les parties liquides dont le corps eft compofé.* (1) Tant que cet équilibre fubfifte , la fanté fe foutient , point de maladie , le feul bon fens dit cela.

Or lorfque le fang fe dépouille dans la circulation, de toutes fes humeurs, il circule librement ; l'équilibre règne entre les folides & les liquides. On fe porte bien. Cela eft encore évident : car la libre circulation du fang , & la fidelle diftribution qu'il fait alors des humeurs qu'il contient, dans les filtres deftinés à les recevoir, font le véritable fondement de l'équilibre entre les folides & les liquides. Ceux-là reçoivent de ceux-ci ,

---

(1) *Les parties folides* font les os , les cartilages, les ligamens , les membranes, &c. *Les parties liquides* font les efprits animaux, le fang & les humeurs.

la nourriture qui leur convient, & les liquides, en fe dépouillant de ce qu'ils ont
de fuperflu, réparent, par la voie des alimens, la diminution qu'ils souffrent, en
nourriffant les folides. C'eft l'état le plus
parfait, où puiffe fe trouver la machine de
notre corps ; c'eft la fanté. (1)

------

(1) Un célébre Médecin Anglois explique le méchanifme de la fanté, par des principes fi femblables à ceux que nous venons d'expofer, que nous
croyons d'evoir rapporter fes propres termes : voici
comme il s'exprime dans la feconde partie de fon
ouvrage, chap. 1. pag. 379. & 380. » Tant que
» cette circulation (du fang) fe fait comme il
» faut, l'homme jouit d'une parfaite fanté ; fi
» elle s'altère, il devient malade ; dès qu'elle
» ceffe, il expire. Qu'un feul de nos membres en
» foit privé, il fe corrompt & fe mortifie. Par
» fon moyen, toutes nos fécrétions naturelles
» s'exécutent regulièrement, la tranfpiration eft
» aidée, le corps fe débarraffe de fes excrémens,
» & fouvent nous guériffons de nos maux fans
» autre affiftance.
       » Que l'on conçoive donc, (dit-il pag. 383. &
» 384.) ce que c'eft que *la fanté*. La fanté con-
» fifte proprement dans une circulation libre ,
» tranquille & égale, tant du fang, que des au-
» tres fluides vitaux, par les conduits que la na-
» ture leur a préparés dans le corps humain ;
» circulation qui fuppofe dans les fibres dont eft
» formé le tiffu des cavités, des tuyaux & des
» cavités, par lefquels elle s'exécute, un dégré
» de force & d'élafticité convenable ; & dans les
» fluides, la confiftence & la quantité requife
» pour céder à l'impulfion des folides. «

Mais cet heureux état est altéré, & la maladie lui succede, *lorsque les humeurs sont troublées dans leur cours naturel, qu'elles ne se filtrent plus également, qu'elles s'arrêtent dans différentes parties du corps. Alors elles produisent diverses maladies.* Pourquoi ? parce que l'équilibre est nécessairement troublé. Rendons cela sensible par des applications. Supposons qu'une seule glande soit gênée dans ses filtrations, dès-lors l'humeur qu'elle devoit filtrer, demeure en grande partie dans la masse du sang : insensiblement sa quantité augmente : le sang se trouve surchargé ; sa fermentation devient plus considérable : pour peu que le volume de l'humeur s'accroisse, la circulation du sang sera notablement gênée, sa fermentation deviendra excessive ; de là, la tension, la chaleur, la rougeur, l'inflammation dans la partie, sur laquelle le sang se portera avec plus d'impétuosité : si c'est dans la pleure, voilà la pleurésie ; si c'est dans les amigdales, voilà l'esquinancie ; si c'est dans la peau seulement, voilà l'érésipele, &c.

Histoire de la santé, & de l'art de la conserver, par M. J. Mackensic, Membre du Collège Royal des Médecins à Edimbourg, traduite de l'Anglois. 1761.

B 4

D'où l'on doit conclure, dit M. le Baron de Castelet, *que la fièvre la plus ardente, l'esquinancie, la pleurésie, & généralement toutes les maladies inflammatoires que l'on impute au sang, ne sont occasionées que par l'abondance ou la mauvaise qualité des levains qui s'opposent à sa naturelle circulation.* Il ne paroît pas qu'on puisse contester cette conséquence.

Mais d'où peut provenir cette abondance, ou cette mauvaise qualité des levains qui s'opposent à la circulation du sang ? C'est-à-dire, d'où peut provenir le dérangement des humeurs qui trouble l'équilibre de la santé ? Avant que de répondre à cette question, Mr. d'Ailhaud remarque judicieusement avec la Faculté, qu'il y a six choses, sans lesquelles nous ne saurions subsister, quoiqu'elles n'entrent point dans notre constitution ; c'est pour cette raison, qu'on les appelle *non naturelles* ; savoir : l'air, le manger & le boire ; le mouvement & le repos ; le sommeil & les veilles ; les excrémens & les matières retenues ; les passions de l'ame.

Cela supposé, „quand nous usons de „ toutes ces choses modérément, dit M. „ le Baron de Castelet, l'équilibre regne, „ nous nous portons bien. Mais si nous „ en prenons trop ou trop peu, l'équilibre

» cesse, les humeurs font troublées dans
» leur cours naturel, elles ne se filtrent plus
» également, elles s'arrêtent dans diffé-
» rentes parties du corps, où elles pro-
» duisent diverses maladies. »

Voici donc tout le méchanisme de la
santé & de la maladie. On jouit de la
santé, » quand on respire un bon air;
» quand on ne mange & qu'on ne boit,
» qu'autant qu'il est nécessaire; quand on
» ne prend de mouvement & de repos,
» du sommeil & de la veille qu'avec mo-
» dération; quand les excrémens ne font
» ni trop secs, ni trop fluides; enfin,
» quand les passions de l'ame font dans
» un équilibre raisonnable; c'est qu'alors
» le sang n'étant ni précipité, ni retardé
» dans son cours, il n'est point dérangé
» dans ses fonctions, & tout va un train
» salutaire; mais s'il est troublé par quel-
» qu'une de ces causes : si on respire un
» mauvais air, ou qu'on s'expose à ses
» intempéries, si on se livre à des agita-
» tions immodérées ou à une grande inac-
» tion; si l'on prend un sommeil trop
» long, ou trop court; . . . enfin, si on
» se livre immoderément à quelque passion
» de l'ame, comme tristesse, joie, colère,
» envie, jalousie, &c. alors le sang se dé-
» range dans ses filtrations, ou par trop

» de lenteur, ou par trop de vîteſſe ; les
» humeurs non filtrées reſtent avec lui,
» l'incommodent , l'embarraſſent, l'alté-
» rent, le dérèglent, le troublent & l'em-
» pêchent dans ſon action. . . . . . De là
» naiſſent la fièvre , les éruptions, les dé-
» pôts : de là enfin prennent leur ſource
» toutes les maladies, la décharge des hu-
» meurs ſe faiſant tantôt à la tête, tantôt
» à la poitrine, tantôt à l'eſtomac, ſur les
» reins, ſur les bras, ſur les jambes, &c.
» ſelon la différente foibleſſe des parties
» qui cèdent à leur torrent ; » en ſorte
que le mal commence toujours par un dérangement dans les humeurs ; & la foibleſſe accidentelle de l'organe, de la partie où l'humeur s'arrête & ſe décharge,
en détermine l'eſpece.

Le ſang n'entre donc pour rien dans la
véritable ſource des maladies. Leur cauſe
éloignée, c'eſt l'abus de quelqu'une des ſix
choſes non naturelles dont on a parlé ci-
devant; leur cauſe prochaine, immédiate,
c'eſt l'altération des humeurs occaſionnée
par cet abus. Voilà l'explication auſſi ſimple, que naturelle, de l'origine des maladies ; cette explication plauſible par elle-
même, aura tout le mérite d'une démonſ-
tration, dès qu'on verra l'expérience la
moins équivoque & la plus conſtante .

attefter la vérité des conféquences qui en naiffent naturellement. En attendant, nous fommes en droit de demander que la première propofition de M. d'Ailhaud foit regardée comme vraie, comme certaine ; & c'eft ce que tout lecteur judicieux ne fauroit nous refufer au moins par fuppofition. Car quoique fuppofée vraie, fi réellement elle fe trouve fauffe, les conféquences que nous en tirons feront fauffes auffi, & tomberont d'elles-mêmes. Si, au contraire, ces conféquences font elles-mêmes, autant de vérités fenfibles & démontrées, la vérité du principe d'où elles découlent, ne peut plus être conftée.

Il faut donc regarder les humeurs & non le fang, comme la véritable caufe de toutes nos maladies. Voilà notre principe. Mais ce feroit peu de connoître cette caufe, fi, en même temps, on n'en connoiffoit le remède. La Médecine feroit de toutes les fciences, la plus inutile à l'homme, fi, en l'entretenant de fes maux, elle ne pouvoit lui en procurer le foulagement & la guérifon : mais feroit-elle bien utile, fi, réduite à des connoiffances purement conjecturales fur l'origine des maladies, & fur le choix des remèdes qu'elles exigent, elle étoit fujette à des fréquentes erreurs, dont le moindre inconvénient feroit de laiffer l'homme noyé dans fes infirmités ? Voilà pourtant ce qu'on voit tous les jours avec douleur. Une infinité de perfonnes, d'un excellent tempérament, languiffent dans leurs maux, fous les yeux de la Médecine, qui fe tourmente en vain pour les foulager. Par quel endroit cette fcience eft-elle donc en défaut ? c'eft qu'elle fe trompe fouvent fur la caufe première du mal, comme on l'a dit ci-devant, & que par une fuite de cette erreur, elle fe trompe encore fur l'adminiftration des remèdes : c'eft-à-dire, que la Medecine attribue au fang, des maladies qui ne peuvent procéder de lui, & qu'au lieu de conferver le fang, comme le principal agent du rétabliffement de l'homme, elle l'attaque comme fon ennemi, elle l'affoiblit, & par l'appauvriffement où elle le réduit, elle recule, & quelquefois éloigne pour toujours le retour de la fanté.

Écoutons raifonner un moment les Meffieurs d'Ailhaud, père & fils, fur cet objet.

SECONDE PROPOSITION.

Les maladies ne procédant point du sang, mais toujours des mauvais levains, on doit conserver le premier, & donner la fuite aux seconds.

Cette proposition semble n'avoir besoin d'aucune preuve ; car il paroît que l'art de guérir, ne doit être autre chose, que l'art d'ôter la cause des maladies ; ou , comme le dit M. d'Ailhaud : *removere prohibens.* (1) C'est là l'unique office du Médecin. Entreprendre la guérison d'un malade , en laissant subsister la cause du mal , ce seroit vouloir faire des miracles : mais se tromper , en croyant attaquer la cause du mal , & tourmenter une partie inno-cente , tandis que la partie coupable exerce librement son empire , sous la protection de l'erreur , c'est aggraver à coup sûr les maux de l'homme , au lieu de les guérir , c'est multiplier les sources du mal ; au lieu de les tarir. Or , le sang n'est point par lui-même , la cause des maladies , ainsi qu'on l'a prouvé : donc on ne doit point

_______________   _______________

(1) Traité de l'Origine des Maladies , pag. 3.

l'attaquer & l'affoiblir par de copieuses & fréquentes saignées. Car, après tout, pense-t-on, en diminuant le volume du sang, mieux réussir à vaincre les humeurs, les mauvais levains qui font le vrai principe des maladies ? Quelle erreur ! La saignée par elle-même diminue-t-elle la masse proportionnelle des humeurs superflues ou viciées, (1) leur donne-t-elle la fuite ? Elle leur donne seulement un plus grand large, & par-là même, leur action n'en est que plus dangereuse. Ces humeurs décomposées & altérées par l'état de stase où elles avoient été trop long-temps détenues, au lieu d'être évacuées par la saignée, reprennent leur cours avec plus de rapidité qu'auparavant, & infectent tout sur leur passage. La partie la plus exaltée, & la plus pestilentielle est promptement repompée dans les veines, elle s'y introduit en quantité proportionnelle à celle du sang tiré ; la maladie, qui jusques-là n'étoit dans le corps humain, que comme un germe non développé qu'il eût suffi d'évacuer, se développe & se caractérise : le Médecin s'en applaudit, & croit en être mieux

───────────────────────────

(1) La saignée diminue à la vérité la masse du sang & des humeurs, mais ce qui reste, est toujours dans la même proportion.

guidé dans ſes opérations, mais le malade n'en eſt que plus accablé, & dans un danger plus prochain. Qu'on y penſe bien, la ſaignée en diminuant la quantité du ſang, affoiblit en effet les forces de l'agent le plus puiſſant que la nature ait préparé contre les humeurs obſtruées ; car *le ſang*, dit un Auteur récent, *eſt le principe de la vie, & des forces de l'homme .... Sa quantité naturelle ſoutient nos forces ; la diminution de cette quantité les diminue ſelon ſes degrés, & les abat enfin juſqu'à l'extinction, quand elle eſt portée trop loin*, c'eſt ce qu'on voit palpablement dans les animaux qu'on égorge. (1) Pourquoi donc diminuer la quantité naturelle du ſang *qui ſoutient nos forces ?* Faut-il pour nous guérir, commencer par nous affoiblir ? Les forces d'un malade furent-elles jamais un obſtacle à ſa guériſon ? On n'a point encore touché aux humeurs dont l'aſſemblage fait la maladie, l'on a déja ôté au malade une partie des forces qu'il avoit pour les combattre, en lui ôtant une partie de ſon ſang. Permettez-moi de vous le dire, Meſſieurs les partiſans de la ſaignée, vous tirez ſur vos troupes en tirant ſur le ſang. Pour vaincre ce dépôt

---

(1) **Nouvelles Obſervations ſur la ſaignée.**

d'humeurs qui fait la maladie , la nature
vous a donné le fang qui circule dans les
veines du malade , comme le principal inf-
trument de la victoire ; voyez avec quelle
ardeur il combat l'obftacle qui l'arrête ; la
chaleur , la tenfion , l'inflamation même
de la partie malade , vous atteftent les efforts continuels & puiffans du fang , pour
rouvrir les paffages bouchés , pour rétablir
l'équilibre troublé ; cependant l'obftacle
trop fort , réfifte encore à l'action du fang,
& la rend infuffifante. Que faites-vous
donc , lorfque vous l'affoibliffez encore
par la faignée ? (1) Aidez plutôt fon opération falutaire , par des remèdes qui at-
taquent directement l'humeur obftruée , &
la divifent ; vous faciliterez au fang la
prompte diffolution de cet ennemi de la
fanté , & bientôt vous aurez la confolation
& la gloire de l'avoir rétablie. Un Auteur
qui ne peut être fufpect , quand il eft quef-
tion des opinions de M. d'Ailhaud , éta-
blit à peu près les mêmes principes que
lui , fur les inconvéniens de la faignée. (2)

---

(1) Les Chinois ne font point ufage , de la
faignée , & ils vivent auffi long-temps que nous,
que l'on faignera 12. ou 15. fois dans une maladie
Description de la Chine , tom. III. pag. 463.
(2) Refléxions fur la faignée par Jean-Marie
Pinot , Docteur de Montpellier , &c. à Dijon de
de l'Imprimerie de Defay 1752.

» J'ai trouvé infidèle, (dit-il, pag. 137.)
» la méthode ordinaire de saigner dans les
» maladies inflammatoires. J'ai jugé qu'il
» y avoit de l'abus à saigner si fréquem-
» ment, si copieusement, & de si près. Il
» paroît étrange en effet, (ajoute-t-il, pag.
» 147) dans la pratique ordinaire de plu-
» sieurs Médecins, de voir monter le nom-
» bre des saignées, jusqu'à douze ou qua-
» torze ; & souvent sans qu'on ait opéré
» de changement dans les accidens de la
» maladie, où on les a pratiquées. Cette
» conduite seroit autorisée si chaque sai-
» gnée avoit son succès ; mais loin de-là,
» j'ai remarqué que les accidens ne fai-
» soient souvent qu'augmenter en consé-
» quence. »

Il faut donc conserver précieusement le
sang, dans le tems de la maladie, puisque
c'est de son action qu'on doit attendre le
retour de la santé, & s'empresser de combattre par des remèdes propres, l'humeur
viciée qui est le vrai principe du mal. » Si
» dans un cas pressant, où l'on ne peut
» faire avaler aucun remède à un malade,
» on lui ouvre la veine pour suivre le pré-
» jugé, . . . qu'on ait attention dans ce cas
» & dans tout autre où l'on croira la sai-
» gnée indispensable, de ne pas abattre les
» forces du malade par des saignées trop

» copieuſes & trop réitérés . . . . . L'expé-
» rience ne démontre-t-elle pas que les ſai-
» gnées trop réitérées appauvriſſent la maſſe
» du ſang , & font tomber les malades
» dans l'hydropiſie & autres maladies plus
» ſérieuſes , que celles dont on avoit voulu
» les guérir ? (1)

» La routine & le préjugé, (dit encore
» M. Pinot , pag. 170 & ſuiv.) en ont
» précipité des millions au tombeau , qui
» vivroient peut-être encore ſi on eût voulu
» s'écarter d'un uſage ſi pernicieux. » Et
plus bas , il ajoute : » quand les mala-
» des ſont morts , on croit n'avoir rien à
» ſe reprocher , parce que les ſaignées
» n'ont pas été oubliées. Fauſſe & funeſte
» ſécurité ! puiſque par les raiſons que nous
» en avons donné , ce ſont ſouvent ces ſai-
» gnées pratiquées ſuivant la routine, qui
» ont été la cauſe des événemens malheu-
» reux , dont on ſe flatte d'être à couvert.
» A mon égard , je déclare que j'en ai trop
» vu périr avec les ſaignées les plus mul-
» tipliées , pour que la manière de les pra-
» tiquer ne m'ait paru ſuſpecte. »

D'ailleurs M. D'Ailhaud remarque très-
judicieuſement , (2) que la machine de no-

---

(1) Médecine univerſelle.
(2) Traité de l'Origine des maladies , pag. 2.
& 3.

tre corps eſt *l'ouvrage d'une intelligence supérieure .... ſur laquelle il ne ſut jamais permis de vouloir dominer. Les Médecins peuvent bien , & même doivent être ſes ſpectateurs , ſes Admirateurs & ſes Miniſtres , mais jamais ſes perturbateurs , ſes lacérateurs , ſes tyrans.* Par conſéquent il ne doivent point, régulièrement parlant, détourner le cours admirable de ſes opérations , (de la nature ,) en lui ouvrant de nouvelles iſſues , ou en lui faiſant rebrouſſer chemin , ou en la violentant en quelqu'autre manière. Ce ſeroit une *témérité.* Leur Miniſtère ſe réduit à *ôter tout ce qui s'oppoſe à l'opération de la nature , qui d'elle-même a tout ce qu'il faut pour ſe réparer , & qui ſe réparera dès-lors qu'on lui aura ôté tout ce qui l'incommode & l'empêche de continuer le cours admirable de ſes opérations , preſcrit par ſon Auteur.* Il eſt aiſé de conclure que les évacuations du ſang ne prenant point leur ſource dans la nature , qui n'a point préparé d'iſſue au ſang pour s'échapper , paroît contraire à ſa conſtitution, & par-là même , la ſaignée doit être généralement plus nuiſible que ſalutaire, & l'expérience ne le prouve que trop.

Quels ſont donc les remèdes qu'il faut employer pour détruire les humeurs d'où procèdent toutes les maladies ? voici la réponſe de M. d'Ailhaud.

TROISIEME PROPOSITION.

Les purgatifs étant seuls capables de don-
ner la forte aux humeurs arrêtées, & de
détruire les obstructions & mauvais le-
vains qui occasionnent les maladies, il
faut y avoir recours, & en composer
d'assez doux pour produire l'effet desiré.

Cette proposition renferme deux asser-
tions. La premiere, qu'il faut toujours
avoir recours aux purgatifs : la seconde,
qu'il faut en composer d'assez doux, pour
produire l'effet desiré.

La premiere assertion est un premier
principe de Médecine, s'il est constant que
les humeurs non filtrées font la cause générale de toutes les maladies. Car dans
toutes les maladies que la Médecine appelle *maladies d'humeurs*, le remede di-
rect qu'elle leur oppose, ce font les purgatifs. Tous les autres remedes qu'elle
met en usage, comme saignées, lavemens, tisannes, &c. ne font que des
préambules qu'on estime nécessaires, pour
favoriser l'effet de la purgation, mais de
la vertu desquels, on n'attend pas la résolution de l'humeur qu'on attaque. Les
remedes proprement destructeurs des hu-

meurs, ce font les purgatifs : leur pro-
priété naturelle eft d'attaquer les obftruc-
tions, de les diffoudre, de donner la
fuite aux mauvais levains, & de rétablir
la naturelle circulation du fang & des efprits. Or, il a été prouvé dans la premiere propofition, que toutes les maladies, même celles qu'on avoit coutume
d'imputer au fang, procédoient toujours
des humeurs. Donc, pour opérer la guérifon de toutes les maladies en général,
il faut avoir recours aux purgatifs.

Mais on peut faire là-deffus, une obfervation très-judicieufe, favoir, que la
plupart des purgatifs ont des propriétés
très-dangereufes, par la violence avec laquelle ils produifent ordinairement leurs
effets ; malgré l'attention & les précautions avec lefquelles on les prépare : que
d'autres deviennent inefficaces par les cor-
rectifs trop grands qu'on emploie pour
adoucir leur dangereufe activité : en forte
que quoiqu'il foit convenu, que c'eft par
les purgatifs qu'il faut attaquer la caufe
du mal, on eft très en peine de trouver
parmi les purgatifs, un remede affez efficace pour détruire l'humeur obftruée, &
affez doux en même temps, pour n'avoir
rien à craindre de fon opération.

Il fuffit d'avoir été malade, & d'avoir

pris des médecines ordinaires, pour sentir la difficulté renfermée dans cette observation, & pour comprendre l'importance de la seconde assertion de M. d'Aillaud, quand il dit *qu'il faut composer des purgatifs assez doux pour opérer l'effet désiré.* Cette assertion évidente à tous les esprits, n'a pas besoin de preuves : mais l'embarras consiste à composer ces purgatifs assez doux pour produire l'effet désiré : ces purgatifs analogues au corps humain, qui conservent assez de vertu, pour agir efficacement contre les humeurs arrêtées, & assez de douceur pour ne nuire à aucune des parties intérieures de l'homme, à cause de leur analogie avec elles.

On conviendra aisément que la composition d'un purgatif de cette dernière espèce, si elle est possible, ne peut être que le fruit d'une expérience longue & éclairée, d'une étude suivie des différentes propriétés des purgatifs, & d'une connoissance profonde de la constitution du corps humain.

On conviendra encore, que si quelque laborieux scrutateur de la nature, a été assez heureux pour parvenir à la composition d'un tel purgatif, il a fait pour les hommes, la plus riche & la plus utile découverte ; il a fait pour la Médecine, plus que n'ont fait les hommes les plus illuftres dans cette profeffion. Or, Mr. d'Ailhaud a ofé tenter cette glorieufe & importante découverte : après plufieurs années de travail, il a cru y être parvenu : il a cru avoir renfermé dans une Poudre qu'il a compofée, le reméde *le plus efficace, le plus prompt & le plus doux*, qui, jufqu'à préfent, foit connu *contre toute maladie*. Il ne s'eft pas contenté de le penfer; il a ofé le dire au public, & le dire avec ce ton d'affurance, qui, dans un homme d'honneur, fuppofe les preuves les plus fortes & les plus incontestables. Il héfitoit fi peu dans fon opinion, qu'il *offroit à tout moment* de l'éprouver *fur tout malade*; qu'il demandoit de l'éprouver *dans des pleines falles d'Hôpitaux*. (1)

Rien n'eft donc fi intéreffant pour l'humanité, que d'examiner avec impartialité, le mérite des preuves fur lefquelles M. d'Ailhaud appuye les admirables propriétés de fa Poudre purgative. Ce qui fait bien fon éloge, c'eft qu'il ne cherche pas à éblouir fes lecteurs, par les raifonnemens abftraits d'une obfcure &

---

(1) Traité de l'Origine des Maladies, Chap. II. Art. I. pag. 19.

fautive phyfiologie. Ennemi de cette fubli-
me charlatanerie, fi accréditée de nos jours,
il s'*eft* préfenté au tribunal de l'expérience, & il *a* foumis à fon flambeau l'exa-
men de toutes les preuves fur lefquelles il
s'*eft* fondé. Rebelle envers tous les préjugés, indocile à toutes les leçons de l'autorité, de l'ufage, &c. il *a* mis toute fa
gloire à confulter l'expérience, à refpecter
fes décifions, & il *a* protefté que jamais
il n'appelleroit de fes jugemens.

Il n'eft point d'homme raifonnable qui
puiffe fufpecter le tribunal devant lequel
M. d'Ailhaud *a voulu* être jugé. Il n'eft point
d'homme, ami de l'humanité, qui n'*ait
voulu* l'y fuivre, pour l'entendre plaider fa
caufe & la juger. S'il *a* appuyé fa doctrine
fur des faits ; s'il *a* autorifé fa pratique par
des exemples nombreux ; s'il *a* démontré
la bonté, l'univerfalité de fa Poudre par
des fuccès conftans, tout homme équitable pourra-t-il lui refufer fon fuffrage ?

QUESTIONS

QUESTIONS CRITIQUES

SUR LE SYSTEME ET SUR LA POUDRE

de Mr. D'AILHAUD.

PREMIERE QUESTION. Comment Mr. d'Ailhaud fait-il que toutes les maladies procédent des humeurs ? Pour donner à une proposition si nouvelle, le poids d'un premier principe de Médecine, il faut l'appuyer sur les preuves les plus claires & les plus solides, & où sont celles de Mr. d'Ailhaud ?

REPONSE. C'est dans ses observations & son expérience, que M. d'Ailhaud a puisé sa nouvelle doctrine ; il en a rendu compte au public, dans son Traité de l'Origine des Maladies, & il est aisé de justifier l'exactitude de ses procédés. Qu'on se rappelle seulement ce que nous avons dit sur l'origine de la poudre. M. d'Ailhaud infirme, cherche la santé dans la science de la *Médecine*, & ne la trouve pas. Il observe soigneusement l'effet des remédes qu'il emploie, & il croit sentir que les

C

faignées lui font contraires, & les purgatifs falutaires. Il s'en tient à ces derniers, & fes infirmités difparoiffent. Frappé
de cette expérience, il l'étend *à un nombre
infini de malades*, & il a le même fuccès. Il réfléchit fur la raifon de ces
événemens, & jugeant de la caufe par les
effets, il conclud que les maladies prennent
leur fource dans les humeurs, puifqu'elles
guériffent par les remédes deftinés à évacuer
les humeurs déréglées. Une foule d'obfervations profondes fur la conftitution du corps
humain, fur la combinaifon des maladies
entr'elles, fur la nature & les propriétés
du fang, &c. confirment Mr. d'Aillaud
dans cette opinion. Une expérience de plus
de quarante ans la lui démontre : voilà
comment M. d'Ailhaud fait que les humeurs
font l'unique fource des maladies. Voyez
ce que nous avons dit fur la poffibilité
d'une médecine univerfelle.

SECONDE QUESTION. N'y a-t-il dans le
corps humain que les humeurs, dont le dérangement puiffe être la fource de nos
maux ? L'harmonie de cette machine fi
belle, mais fi compliquée, ne dépend-elle
pas auffi bien du fang & des efprits, que
des humeurs ? Le fang & les efprits ne
peuvent-ils pas éprouver de l'altération,

du déréglement, & ce déréglement ne peut-il pas être la source de plusieurs maladies ?

Réponse. A cela deux réponses. La premiere est que le sang & les esprits sont bien moins susceptibles de déréglement & d'altération, que les humeurs. Celles-ci généralement parlant (1) plus grossieres, plus abondantes, moins fluides que le sang, sont plus aisément troublées dans leur cours. Le moindre obstacle les arrête, & dérange leurs filtrations ; de-là les diverses maladies ; au lieu que le sang étant par sa nature, comme le dit Mr. d'Ailhaud, *plus subtil, plus léger, plus chaud, plus pur*, &c. (2) que les humeurs, donne bien moins de prise aux causes particulières qui affectent les liquides & les dérangent. D'où il suit au moins que le plus grand nombre des maladies prend sa source dans les humeurs, & non dans le sang.

Mais en supposant que le sang peut se dérégler quelquefois, ce qui est très-vrai,

____

(1) Nous disons *généralement parlant*, parce qu'il est certain que les esprits, & la lymphe sont plus subtils, & plus fluides que le sang.

(2) Traité de l'Origine des Maladies, pag. 5.

puifque le fang peut fe coaguler, fe diffoudre, &c. il ne s'enfuit pas qu'il foit
alors même, la caufe proprement dite de
la maladie; & c'eft ici la feconde réponfe.
En effet, ce déréglement du fang, qui
conftitue le fond de la maladie, recon-
noît une caufe réelle qui l'a produit. Ce
n'eft pas de la fubftance même du fang
qu'eft né cet excès, ou ce défaut de fermentation qui caractérife la maladie. Qu'on
remonte à la fource; on la trouvera dans
les humeurs dérangées & non filtrées, qui,
par les diverfes altérations qui leur font
furvenues, ont porté dans le fang, le déréglement actuel qu'on y remarque. Cela
eft fi vrai, que fi vous rétabliffez par les
purgatifs, les filtrations des humeurs dans
leur état naturel, le fang reprendra de
lui-même fon équilibre, & tous les fymp-
tômes de la maladie difparoîtront. Preuve
évidente que la caufe primitive de la maladie étoit dans les humeurs arrêtées &
non dans le fang, puifque ces humeurs étant
évacuées, le déréglement du fang a ceffé.
Une multitude de guérifons de cette efpè-
ce, opérées par la poudre d'Ailhaud, &
confignées dans les différens Recueils de
l'Auteur, garantiffent ce que nous avançons.
Qu'on m'explique le méchanifme de ces
guérifons, dans le fentiment de ceux qui

plaçoient la maladie dans le sang lui-même. De leur aveu, les purgatifs ne sont esficaces que contre les humeurs, & ils les croient non-seulement inutiles, mais même dangereux dans les maladies du sang : qu'ils nous disent donc par quelle vertu secrette la poudre *purgative* de M. d'Ailhaud a pu guérir de telles maladies, contradictoirement à leur opinion, & aux propriétés reconnues des purgatifs ? Est-ce par enchantement, ou par un effet naturel ? Ils ne se tireront jamais d'embarras, qu'en convenant de bonne foi, que ces prétendues maladies du sang prenoient leur source dans les humeurs obstruées, & que celles-ci étant évacuées par la vertu purgative de la poudre, le déréglement accidentel du sang a cessé. Voilà la proposition fondamentale de M. d'Ailhaud, confirmée de plus en plus, par les difficultés même qu'on lui oppose.

On doit raisonner du déréglement qu'éprouvent les esprits, comme de celui du sang. Les humeurs arrêtées en sont toujours la première cause : les humeurs évacuées en feront toujours le plus sûr, & le plus prompt remede.

Troisieme Question. Dès qu'il est constant que le sang peut éprouver diverses altérations, la saignée n'est-elle pas un remede souvent utile, & quelquefois nécessaire ? Peut-on nier son efficacité pour arrêter les hémorragies, le crachement de sang, les progrès d'une inflammation ? Ne voit-on pas tous les jours, une saignée faite à propos, décider la guérison d'une maladie sérieuse ?

RÉPONSE. Qu'on ne perde pas de vue nos principes, & l'on sentira la foiblesse de cette spécieuse objection. D'où viennent cette hémorragie, ce crachement de sang, cette inflammation ? Est-ce le sang lui-même qui cause ces funestes effets, par quelque qualité malfaisante ? Non sans doute ; ce seroit bien à tort qu'on lui imputeroit ces différens accidens. Le sang toujours bon par sa nature, toujours bienfaisant dans les fonctions, ressemble à une rivière rapide dans son cours, qui porte partout l'abondance & la fertilité. Si, par accident, on le voit fermenter plus que de coutume, s'il s'ouvre avec violence de nouvelles issues, & produit quelque ravage, c'est que les humeurs qu'il entraîne, se trouvant obstruées dans quelque partie du corps, gênent le sang dans sa circulation, l'embarrassent, & l'obligent à s'échapper par la rupture du vaisseau le plus foible, ou le plus exposé à l'impétuosité de son action.

A la vérité, la saignée dans ces circonstances pourra arrêter l'hémorragie , & le crachement de sang , en diminuant notablement le volume du sang , mais loin de guérir le malade , elle double ses pertes , puisque d'une part , elle laisse subsister l'obstruction de l'humeur , vrai principe de la maladie , & de l'autre , elle affoiblit le malade , & les forces de la nature , à proportion de sang qu'on aura tiré ; en sorte que sous une apparence de bien , la saignée aura fait beaucoup de mal.

En effet , qu'on saisisse bien les remarques suivantes. Le sang est le principe de nos forces. Sa fonction continuelle est de porter par-tout la nourriture & la vie. S'il rencontre sur son chemin quelqu'obstacle , par son action il les combat sans cesse , & il fait des puissants efforts pour les détruire. Cette action salutaire est d'autant plus forte , & plus efficace , que la quantité du sang proprement dit est plus considérable , & par contraire elle s'affoiblit à proportion autant que cette quantité diminue. Lors donc que la masse du sang , demeurant en son entier , ne peut vaincre une obstruction & un mauvais levain , qui l'obligent à se pratiquer de nouvelles issues , est ce bien par la saignée , qu'on prétend rétablir la liberté de la circulation , & triompher de l'humeur viciée ? N'est-ce pas plutôt aſſurer la victoire de l'humeur, que d'affoiblir ſon plus redoutable ennemi? Conſervez plutôt le ſang, vous dit M. d'Ailhaud, & attaquez directement l'humeur obſtruée par la voie des purgatifs. Dès-lors l'action du ſang fortifiée par celle du purgatif, diſſipera l'obſtruction; la circulation ſera rétablie, tous les accidens diſparoîtront, & le malade n'ayant point été affoibli par de fréquentes ſaignées, recouvrera promptement une parfaite ſanté. Ce que dit M. d'Ailhaud, l'expérience le confirme, & l'on trouvera dans ſes Recueils, nombre d'hémorragies, de crachemens de ſang, & d'autres maladies aiguës, promptement & radicalement guéries par le ſeul uſage de ſa poudre.

Cette opinion ſi favorable à la conſervation du ſang, acquiert de jour en jour, un nouveau crédit, & de nouveaux partiſans dans la Médecine. Nous liſons ſurtout avec une ſingulière ſatisfaction, les *réflexions intéreſſantes* d'un Médecin diſtingué, *ſur la maladie nommée* folie. (1) On retrouve dans le plan, & dans l'exécution de l'ouvrage, toute la doctrine de M. d'Ailhaud ſur l'unité de

---

(1) M. Chevalier, Chevalier de l'Ordre Militaire de l'Eperon d'Or, Conſeiller, Médecin ordinaire du Roi, & des cents Suiſſes de la Garde ordinaire du corps de Sa Majeſté, &c.

cause dans l'origine des maladies , & sur l'incorruptibilité du sang. En parlant de ce dernier sujet , il dit entr'autres : » quelque chose qu'on ait écrit contre » la saignée , elle a encore des parti- » sans. Il est encore des gens qui don- » nent la corruption du sang , pour la » cause de certaines maladies. Qu'ils abju- » rent ce préjugé funeste : qu'ils sachent » que le sang ne se corrompt jamais , & » que la nature ne forme que ce qu'il lui » en faut. Ce sont *les humeurs* qui s'y mê- » lent nécessairement , dont *la qualité ou* » *la surabondance* lui donnent ces apparen- » ces qui les trompent. . . . Le sang est dans » le corps de l'homme, ce que l'eau est » dans la nature. . . . . Je n'ignore point » que les humeurs mêlées dans le sang , » quand elles charrient des parties hétéro- » gènes , par leur mouvement violent , & » les frottemens continuels, échauffent & » augmentent le volume du sang : *mais ce* » *n'est point une raison pour le tirer du* » *corps ; c'est assez pour le remettre dans* » *son état naturel , de purifier les humeurs ,* « dont la quantité diminuera , & l'effer- » vescence s'appaisera en peu de temps. « La conformité , ou plutôt l'identité de ces principes , avec ceux de M. d'Ailhaud , est manifeste. C'est que quand on étudie la nature , & qu'on l'interroge , elle répond toujours uniformément , & il eſt bien glorieux pour M. d'Ailhaud d'avoir été ſon interprête fidele, dans un temps, où les préjugés les plus accrédités étouffoient preſque ſa voix. Il faut eſpérer que ſa doctrine appuyée par tant d'expériences , & adoptée par des Médecins auſſi célebres , que M. Chevalier , M. de Chevy , M. Selleron , M. Champion , M. Vialon , &c. deviendra bientôt la doctrine commune , & renverſera tout-à-fait le trop ancien & trop funeſte empire de la ſaignée.

Quant à ce qu'on ajoute , qu'une ſaignée faite à propos , décide quelquefois de la guériſon d'une maladie dangereuſe ; je réponds 1º. que les exemples en ſont très-rares , & peuvent être regardés comme des phénomènes. 2º. Que dans la même circonſtance , un doux purgatif opéreroit le même effet , & plus ſûrement. 3º. Que l'utilité de la ſaignée dans ce cas particulier , ne peut autoriſer l'abus énorme qu'on fait de cette opération , ni empêcher qu'il ne ſoit vrai de dire en général , que la ſaignée eſt une invention plus nuiſible qu'utile. 4º. Que dans le cas même où la guériſon du malade paroît venir à la ſuite de la ſaignée, ſi l'on y regarde de près , on verra que c'eſt moins à la ſaignée qu'on en eſt redevable, qu'à la force du tempérament, ou à quelques autres remédes intérieurs, comme tifanes, bouillons préparés, potions, &c. qui par une tranfpiration favorable, ou quelqu'autre crife femblable, auront favorifé & déterminé la diffolution de l'humeur viciée, ce que la faignée par elle-même n'auroit point opéré.

Je conclus de toutes ces Obfervations, qu'on ne fauroit être trop en garde contre la manie des faignées qui a fi généralement & fi malheureufement prévalu parmi nous. Et » fi dans un cas preffant où l'on ne » peut faire avaler aucun reméde au ma- » lade, on lui ouvre la veine pour fuivre » le préjugé qu'il feroit difficile de dé- » truire ; qu'on ait attention dans ce cas » & dans tout autre où l'on croira la fai- » gnée indifpenfable, de ne pas abattre les » forces du malade par des faignées trop » copieufes & trop réitérées. On ne doit » pas ignorer qu'en diminuant le fang né- » ceffaire à la vie, on donne un plus grand » large aux mauvais levains qui caufent tout » le ravage. » (1)

QUATRIEME QUESTION. En fuppofer avec M. d'Ailhaud, que c'eft toujours a

---

(1) M. le Baron de Caftelet, *Médecine univerfelle.*

humeurs qu'il faut s'en prendre, pour la guérison des maladies, peut-on nier que la saignée ne soit un excellent reméde? N'opére-t-
elle pas une grande derivation d'humeurs,
sur la partie où la veine est ouverte? Et l'effet
de cette dérivation d'humeurs, n'est-il pas
un acheminement certain à la guérison?

Reponse. Non, répond M. le Baron
de Castelet, » Ces mauvais levains, par
» leur épaississement & leur adhérence,
» ne sauroient être évacués qu'en très-
» petite quantité, & dans leur partie la
» moins mauvaise par la saignée. (1) Qui
» ne sait, ajoute-t-il, (pag. 36) que les
» humeurs mêlées avec le sang ne peu-
» vent sortir par l'ouverture de la veine,
» qu'à proportion de la quantité du sang
» avec lequel elles sont mêlées, & qu'il
» faudroit par conséquent tirer tout le sang
» du malade, pour faire par la saignée, la
» dérivation des humeurs ..... Ne peut-
» on pas dire sans se tromper, que la dé-
» rivation des humeurs par la saignée est
» une vraie chimère , puisque par la rai-
» son qu'on ne peut tirer qu'une partie du
» sang du malade, on ne peut par consé-
» quent tirer avec ce sang , qu'une partie
» des humeurs qui n'ont pû se filtrer par

-----

(1) Réponse à l'Anonyme., pag. 31.

» les glandes, & on laisse en entier dans
» les viscères, les obstructions qui s'oppo-
» sent à la filtration des humeurs, & les
» mauvais levains détenus dans les premiè-
» res voies, &c. »

La saignée n'est donc point par elle-même, ni *opérative ni sanative.* Tout au plus
on peut la regarder comme une prépara-
tion aux autres remèdes, par le jour qu'elle
donne à la circulation, mais d'un dangereux usage, à cause de l'affoiblissement certain qu'elle produit dans l'homme, & par
contre-coup dans les remèdes postérieurs
qui ne pourront si bien agir, dès qu'ils
trouveront la machine trop épuisée. On ne
doit donc l'employer que dans les cas pres-
sans dont on vient de parler.

Le véritable remède curatif ce sont les
purgatifs. Leur vertu & leur efficacité sont
si généralement reconnues, que cette espèce particuliere de remède porte exclusi-
vement à tout autre, le nom de *Médecine,*
comme si la Médecine ne consistoit réellement qu'à savoir purger.

CINQUIEME QUESTION. Les purgatifs
sont très-utiles dans les maladies de putri-
dité, mais dans les inflammations, pleu-
résies, péripneumonies, fiévres ardentes
& autres maladies aigues, ne seront-ils
pas irritans ? N'augmenteront-ils pas les in-

flamations ? Ne donneront-ils pas occaſion
à de plus grandes irruptions ? &c.

RÉPONSE. On trouvera la ſolution de
toutes les difficultés qu'on peut propoſer
contre les purgatifs, dans le Traité de l'O-
rigine des Maladies, pag. 26 & ſuiv.
Nous nous diſpenſons pour cette raiſon d'y
répondre dans ce diſcours. On peut con-
ſulter l'ouvrage que nous venons d'indi-
quer. Nous nous bornerons à obſerver
que l'irritation & l'inflammation occaſion-
nées quelquefois par les purgatifs, ſont
moins l'effet du purgatif en général, que
de l'eſpèce particuliere des plus doux mêmes, employés par les Médecins, leſ-
quels, quelque légers qu'ils ſoient par
comparaiſon avec ceux des claſſes plus ac-
tives, n'en ſont pas moins en eux-mêmes,
âcres, peſans, groſſiers, agiſſent trop ou
trop peu. Au lieu que de quelques ſimples
que ſoit compoſée la Poudre d'Ailhaud,
on eſt aſſuré par l'expérience, que du moins
par la manipulation elle acquiert le degré
de proportion le plus efficace avec les forces, & l'analogie la plus bénigne, avec
la conſtitution du corps humain.

SIXIEME QUESTION. Le régime que
preſcrit M. d'Ailhaud lui-même dans l'u-
ſage de ſa Poudre, en annonce les dangers. Pourquoi ces boiſſons abondantes

qu'il preſcrit le jour de la Médecine , ſi ce n'eſt pour diminuer l'incendiaire activité qu'il y reconnoit ? mais ce ſecours n'eſt-il pas inſuffiſant , & peut-il y avoir de la ſûreté à uſer d'un reméde contre les propriétés duquel ſon Auteur eſt obligé d'employer des précautions & des préſervatifs de cette nature ?

RÉPONSE. Ce n'eſt point contre ſa Poudre que M. d'Ailhaud ſuggere des précautions , mais contre les humeurs que ſa Poudre doit combattre. Quand un purgatif rencontre *des plénitudes , des engorgemens anciens , de vieilles obſtructions , des matières dures ,* (1) ſon opération doit être néceſſairement affoiblie ſelon la meſure de ſes obſtacles. Le purgatif *n'a pas la force de ſe faire jour ,* & la raiſon dit qu'alors il faut aider ſon action , pour la rendre efficace. La boiſſon que M. d'Ailhaud conſeille , eſt le moyen ſimple & facile que la nature indique , *pour délayer les ſels , amolir & détremper les glaires ,* qui forment ces obſtacles , & dont on veut débarraſſer les inteſtins. Plus ces matieres ſont détrempées , plus l'action de la médecine eſt prompte , douce , & ſes effets abondans.

---

(1) Traité de l'Origine des Maladies , pag. 235.

C'eſt pourquoi Hypocrate lui - même re-
commande ſi fort de lubréfier les couloirs
du corps , lorſqu'on veut purger. *Cùm quis
purgare volet, corpora fluxilia faciat, opor-
tet.* (1) C'eſt pour ſe conformer à ce pré-
cepte, dont l'autorité d'Hypocrate, la raiſon & l'expérience confirment la néceſſité,
que M. d'Ailhaud veut qu'on aſſocie à ſa
Poudre, d'abondantes boiſſons. C'eſt donc
mal - à - propos qu'on en prend occaſion
d'inſpirer des allarmes ſur ce remede. Tout
ce que nous en avons dit dans ce diſcours,
& tout ce qu'en ont dit dans leurs lettres,
ceux qui s'en ſont heureuſement ſervis pour
leur guériſon, prouve aſſez que la Poudre
d'Ailhaud ne reſſemble point à ces purgatifs tumultueux, qu'on peut appeller *incen-
diaires* à juſte titre : jamais cette épithete ne
pourra convenir à un remède dont on fait
prendre huit priſes, en quinze heures de
temps, à un homme frappé d'une apoplexie de ſang foudroyante, & qui n'avoit
plus, après quinze heures, le moindre reſte
de cette furie du ſang, qui l'avois mis à
deux doigts du tombeau. (2) On trouvera

---

(1) Hypocrate Aphoriſme.
(2) J'avoue que cette expérience, dont j'ai été
témoin oculaire, m'a plus frappé que tout ce que
j'ai lu dans les Recueils de M. d'Ailhaud. Le Jar-

dans les divers Recueils des guérisons, une
multitude de faits inconciliables avec les

---

dinier d'une maison où j'étois, tomba à la ren-
verse, sur le pavé de la Cuisine à neuf heures du
soir. Il demeura sans connoissance sur la place, &
le sang lui sortoit en abondance par le nez, par
la bouche, & par les oreilles. Le maître de la
maison lui fit avaler sur le champ, deux prises de
la poudre ; elles furent rejetées dans le moment,
avec du sang que le malade vomit encore. Après
quelques instans de repos, on fit avaler deux nouvelles prises au malade, & on le porta sur son
lit. A minuit, la poudre n'avoit point procuré de
selles, mais le malade avoit recouvré la connoissance, & commençoit à bégayer. On lui fit
prendre une troisième prise de la poudre, qui n'é-
vacua point, mais à cinq heures du matin, la
parole étoit tout-à-fait libre. Une quatrieme prise
lui fut donnée alors ; & sans procurer de selles,
elle procura au malade, une douce moiteur. A
huit heures & demie, le pouls éroit dans le plus
grand calme, & le malade vouloit se lever. Son
maître l'en empêcha, & lui fit prendre sous mes
yeux, une cinquième prise. A midi, il n'avoit encore paru aucune selle ; le maître de la maison
ordonna pour lors, un lavement, dans lequel il
fit mettre trois prises de la poudre, & ce lavement fut administré au malade. Peu de temps
après, les déjections commencèrent, il y en eut
sept ou huit seulement, & le malade se trouvoit
toujours mieux. Il passa la nuit la plus tranquille,
& le lendemain il sollicitoit vivement la permission
de se lever, pour aller à son jardin ; elle lui fut
refusée. Une circonstance donnoit de l'inquiétude.
Le malade se plaignoit d'une grande douleur de
tête, dont le siége étoit au front. Le maître de la

propriétés dangereuſes qu'on voudroit at-
tribuer à la Poudre. Voyez la Table de
chaque Recueil , aux articles des maladies
inflammatoires.

Septieme Question. Quelque ſuppoſi-
tion qu'on faſſe en faveur de la Poudre

---

maiſon jugea que c'étoit l'effet du contrecoup de
ſa chute , & qu'il pouvoit y avoir extravaſion de
ſang dans le cerveau. Pluſieurs conſidérations con-
firmoient cette conjeſture inquiétante. Le maître
de la maiſon para tous les accidens qu'on pouvoit
craindre , par de fréquentes priſes de la poudre :
il me fit l'amitié de m'écrire au bout de deux
mois , que ſon jardinier étoit mieux portant , qu'il
ne l'eût jamais été. Je citerai , quand on voudra ,
le temps , le lieu , les perſonnes dont je viens de
parler. Mais en ſuppoſant ce fait , comme conſ-
tant , je laiſſe à penſer , ſi l'on peut appeller
échauffant , irritant , tumultueux , un reméde dont
on jette juſqu'à huit doſes , dans le corps d'un
apopleſtique , & qui loin d'augmenter l'érétiſme
univerſel des ſolides , & l'inflammation prodi-
gieuſe du ſang , ramollit , détend , aſſouplit les
ſolides ; éteint l'incendie du ſang , & remédie ſi
promptement à ſon exceſſive fermentation , qu'au
bout de quelques heures , le malade ſe trouve
dans le plus grand calme , reprend ſa connoiſſan-
ce , ſa parole , ſes forces , & demande la permiſ-
ſion d'aller au travail. Partiſans de la ſaignée ,
vous flatteriez-vous d'en faire autant , avec votre
chère lancette ! Ceſſez du moins de calomnier
une poudre , que vous ne connoiſſez pas , parce
que vous ne l'employez pas. Ses admirables propriétés feroient votre étonnement & votre joie , ſi
de bonne foi , vous vouliez en faire uſage.

d'Ailhaud , il fera toujours vrai de dire , que l'ufage en feroit dangereux & funefte, s'il étoit réglé par les confeils de l'Auteur , & adminiftré felon fa méthode. Doit-on jamais donner des purgatifs à des malades pendant la fiévre , tandis que rien n'annonce la coction des humeurs ? Peut-on difpenfer les fiévreux d'une diette févére , & leur donner des alimens folides, comme le confeille M. le Baron de Caftelet? (feuille intitulée , *Médecine univerfelle.*) N'eft-il pas évident qu'une telle conduite nourriroit la fiévre , en augmenteroit la violence , & donneroit lieu à une foule d'accidens, dont il feroit difficile de prévenir les fuites ?

Réponse. Dès qu'on donne fans danger , & avec un fuccès éclatant , plufieurs dofes de la Poudre d'Ailhaud , à un apoplectique , dans la plus grande violence de fon accident , pourquoi craindroit-on d'en donner une prife pendant une fiévre ordinaire & commune ? Perfuadera-t-on qu'une fiévre continue dans une pleuréfie , ou dans une fluxion de poitrine , foit plus incompatible avec les effets bienfaifans de la Poudre , qu'un apoplexie de fang , des plus foudroyantes : Qu'on fe défabufe. La prétendue coction d'humeurs , qu'on attend dans les maladies aigues pour purger le malade , trompe tous les jours les Médecins , & multiplie étonnemment les victimes de ce préjugé. J'en pourrois citer beaucoup d'exemples. Les saignées qu'on répéte , dit-on , pour abattre la fiévre , & préparer cette coction d'humeurs , ne font en effet qu'augmenter leur empire sur le sang , & affoiblir les salutaires efforts du sang , destiné à les combattre. Un purgatif doux , aidé d'un régime universellement & considérablement humectant , entamera toujours l'humeur viciée , dès les premiers jours de la maladie , & déterminera aussitot & plus utilement la coction , c'est-à-dire , la résolution de cette humeur, que toutes les saignées possibles.

En effet , pour parvenir à la résolution d'une humeur obstruée , qui gêne la circulation du sang , en augmente la fermentation , & le met pour ainsi dire en furie ; il me semble que l'indication naturelle est de délayer cette humeur, de la diviser, d'en diminuer le volume, & d'empêcher qu'elle ne se précipite dans le sang , qu'elle n'y devienne dominante , & ne corrompe cette précieuse liqueur , d'où dépend notre vie.

Mais comment remplir cette indication? ce sera sans doute , en dirigeant toutes les batteries de la Médecine , contre cette humeur ennemie. Voyons donc lequel de la saignée ou du purgatif est plus propre à la réſoudre avec ſuccès, & à prevenir tous les accidens qu'elle fait craindre.

Une réflexion toute ſimple décidera la queſtion. La raiſon & l'expérience apprennent que ſi l'on vide un canal, *tous les autres canaux particuliers qui y aboutiſſent, ſe vident également ;* (1) & il ſe fait une ſorte de réſolution néceſſaire qui fait paſſer dans le canal vidé, une partie des liquides qui rempliſſent les autres canaux.

Cela ſuppoſé, que doit opérer la ſaignée, pour la coction des humeurs ? Elle contribuera indubitablement à leur réſolution, mais c'eſt en les introduiſant dans le ſang, dont le volume diminué préſentera aux humeurs engorgées dans les autres vaiſſeaux, un vide à remplir dans les veines.

Que fait au contraire la purgation ? En nettoyant l'eſtomac, en déblayant les inteſtins, elle ramene tout naturellement l'humeur viciée dans les canaux excrémentiels qui ſe trouvent vidés & prêts à la recevoir. Elle préſerve le ſang de la dangereuſe contagion de cette humeur, & je vois alors la nature & l'art, agir vraiment de concert pour la deſtruction de cette humeur ennemie. D'une part, le ſang la re-

---

(1) Traité de l'Origine des maladies, pag. 11.

pouſſe, & cherche à s'en débarraſſer : d'autre part, la purgation & les boiſſons dé-
layantes lui préſentent une iſſue toute prête
& facile pour ſe réſoudre, ſans paſſer dans
le ſang. On doit donc ſe flatter alors d'une
prochaine & utile coction de l'humeur.
Les efforts du ſang qu'on n'a point affoibli, combinés avec les efforts analogues
du purgatif & du régime humectant, donnent lieu d'attendre une prompte victoire,
& ſi l'humeur ténace réſiſte aux premieres
ſecouſſes, elle cédera bientôt à leur répé-
tition. Pluſieurs exemples ont confirmé
ſous mes yeux cette théorie, que je crois
auſſi ſûre que facile à concevoir.

Mais doit-on être étonné des fâcheux
revers de tant de maladies aigues, qu'on
traite par la ſaignée ? Loin de favoriſer les
efforts de la nature, on les affoiblit. Au
lieu d'agir de concert avec elle, pour triompher de l'ennemi commun, on la trahit en
diminuant ſes forces. En effet, la nature dans
le malade travaille puiſſamment à vaincre
l'humeur qui gêne la circulation du ſang,
& qui eſt prête à corrompre cetteſource de
la vie ; elle repouſſe tant qu'elle peut cette
humeur, & cherche à s'en délivrer. (1)

____

(1) A nullo quidem è docta natura, citràque
diſciplinam, ea quæ conveniunt, efficit. *Hypo-*
crate de morbo vulgari, lib. 6, Sect. 5, Aphor. 2.

Quelle manie de contrarier les efforts éclairés de la nature, & sous prétexte de cuire l'humeur, de lui ouvrir un passage dans le sang, en retranchant une partie de cette liqueur vivifiante ? Pense-t-on remédier efficacement aux suites de la pétulence de ce sang irrité, qui cause cette fiévre violente, ces points de côté, &c. en diminuant sa quantité, jusqu'à ce que le calme renaisse par l'épuisement du malade ? Quelle affreuse conduite ! Le désordre de la maladie est dans une humeur, & c'est au sang qu'on s'en prend, c'est le sang qu'on persécute, qu'on évacue, tandis qu'on laisse l'humeur dans son entier. Tous les efforts de ce sang innocent se dirigeoient contre l'humeur déréglée ; il l'attaquoit vivement : il en arrêtoit les progrès, il en contre-balançoit les désordres, & c'est contre ce sang si nécessaire à la victoire, que le Médecin & le Chirurgien réunissent leur funeste science. Que voit-on dans ce combat étonnant ? Réflechissez-y, partisans de la saignée. Un sang appauvri, affoibli, épuisé ; une humeur déréglée qui triomphe des obstacles qu'elle trouvoit dans le sang, & qui se mêlant avec lui, en plus grande quantité, par l'empire que lui donne la saignée, le captive, l'enchaîne, le corrompt, & le dissout. Un malade aux abois,

auquel on n'a pas ofé donner une purgation avant les faignées , qu'on trouve trop
foible après les faignées , pour être purgé
fans danger , & qui meurt en règle, pour
avoir apellé à fon fecours , les ennemis
nés de fon fang , & les protecteurs fcien-
tifiques des humeurs dont ils prétendoient
corriger le défordre.

Concluons qu'il y a deux manières de
procurer la coction des humeurs : la première , en les attirant du côté du fang :
rien n'eft plus efficace , & plus infaillible
pour cela , que les faignées. La feconde ,
en les attirant dans les vifcères , & le grand
canal des évacuations : le moyen naturel eft
dans les purgations & les boiſſons dé-
layantes.

Pour mieux fentir la préférence que méritent les purgatifs , & les affreux inconvéniens de la faignée , il ne faut que cette
réflexion : le malade purgé ne perd par la
purgation , que la partie la plus groſſière
des alimens , les humeurs fuperflues , dont
le féjour dans le corps ne peut être que
nuifible , & dont la déjection ne peut être
que falutaire. Au contraire , le malade fai-
gné , perd par la faignée , une certaine
quantité de la partie la plus pure des liquides deftinés à notre confervation , des fucs
nourriciers de l'homme. N'eft-ce pas cho-
quer

quer le bon fens , que de demander feule-
ment, s'il eft important de conferver ces
fucs nourriciers , ces précieux liquides ,
qui font les artifans de notre exiftence , &
d'évacuer ces parties craffes , ces humeurs
fuperflues dont l'expulfion fait la fanté ,
dont le féjour dans le corps en trouble l'é-
quilibre , & fait la maladie ? (1) Il me fem-
ble que la faignée , confidérée fous ce point
de vue , ne peut être regardée que comme
une invention effentiellement nuifible, toujours dangereufe, & fouvent mortelle.

On aura beau dire que les purgatifs étant
naturellement irritants , augmenteront l'ardeur de la fiévre , le feu du fang , &c...
Le fang n'eft en feu , & la fiévre n'eft ardente , que par la préfence d'une humeur
qui altère l'équilibre de la circulation. Ce
n'eft donc pas augmenter l'incendie , que
d'en fouftraire l'aliment , en attaquant cette
humeur par les purgatifs ; c'eft au contraire , prendre les voies les plus fures , & les
plus promptes pour l'éteindre ; c'eft ôter le
bois du feu , & ne pas fe borner à changer

---

(1) Nous pofons pour principe général , *que
toute douleur ou maladie* , ne peut être radicalement guérie , fans crainte de rechute , *qu'en
évacuant leur principe par les voies naturelles* ,
après avoir détrempé l'humeur morbifique , &
lubrifié les couloirs. Gaz. falut. du 22. Octob.
1767 , n°. 43.

D

la route des flammes. Que si l'on insiste à dire que la plupart des purgatifs sont réellement trop échauffants & trop tumultueux de leur nature, nous en convenons, & c'est ce qui devroit engager les vrais Médecins, à tourner leurs recherches du côté de la perfection des purgatifs. Mais en attendant qu'ils aient obtenu un succès désiré de ces recherches, combien la Médecine ne doit-elle pas à M. d'Ailhaud, qui présente un purgatif le plus doux & le plus tranquille jusqu'à présent connu, dont l'usage s'associe si heureusement avec les maladies les plus inflammatoires ?

Quant à ce qu'on ajoute, qu'on ne doit jamais dispenser les fiévreux d'une diéte sévère, ni leur permettre des alimens solides, comme le conseille M. le Baron de Castelet, c'est à l'expérience, autant qu'à l'autorité, à prononcer. Hypocrate a dit avant M. le Baron de Castelet, que la faim & les exercices du corps ne sont pas des remédes propres à la fiévre, comme le pensoit mal-à-propos un certain Hérodicus, Médecin de son tems. (1) C'est un heureux

---

(1) Herodicus febricitantes tum multis obambulationibus, tum multâ luctâ, & fomentis conficiebat, idque malè. Febris enim *fami*, luctæ, obambulationibus, cursibus, frictioni, iis utique omnibus est inimica. *De morbo vulgari.* lib. 6. Sect. 3 Aphor. 23.

préjugé pour l'opinion de M. le Baron de Castelet. Mais si l'on considère que ce dernier restraint la nourriture solide des fiévreux, à des *soupes & à des alimens de facile digestion.*, (1) qu'il veut que le malade en mange selon son appétit, *sans trop le satisfaire*, qu'il n'accorde cette nourriture aux fiévreux, que pour former entr'eux, *un bon chyle, & de bonnes humeurs qui puissent remplacer les mauvaises*, à mesure qu'elles seront évacuées par les purgatifs, on n'aura pas lieu d'être si révolté contre un conseil dicté par la nature, qui connoit ses besoins, & dont l'expérience justifiera la sagesse, si sur la foi d'Hypocrate & de M. le Baron de Castelet, on veut le mettre en usage.

Il en est de ce conseil, comme de celui que M. Tissot donne, de permettre aux malades atttaqués de maladies aigues, *des fruits d'été crus, & en hyver des pommes acites, ou des prunes & des cerises séchées que l'on fera cuire.* (2) D'un coté, les malades en demandent avec empressement ; de l'autre, les Médecins imbus des anciens préjugés, les défendent févere-

---

(1) Feuille intitulée, *Médecine universelle.*
(2) Avis au Peuple sur la santé, chap. 3. §. 38. Edition de Paris 1765.

ment ; pour décider lefquls des deux ont raifon , Mr. Tiffot affure *avoir vu plufieurs malades , qui ne s'étoient guéris qu'en mangeant en cachette , une grande quantité de ces fruits qu'ils défiroient ardemment , & qu'on leur refufoit.* (1)

Je conclus que fi la fiévre dans les maladies aiguës n'exige pas qu'on s'abftienne des fruits crus que le malade défire ardemment , à plus forte raifon , elle n'exige pas qu'on lui refufe *des foupes & des alimens de facile digeftion* , lorfque fon appétit les lui fait défirer.

HUITIEME QUESTION. Si l'on accorde à la poudre d'Ailhaud , toutes les propriétés que fon Auteur en publie , & qu'on la regarde férieufement comme un reméde univerfel , elle entraine néceffairement la ruine de toutes les claffes de la Médecine. Il n'eft plus befoin ni de Médecin , ni de Chirurgien , ni d'Apoticaire. Pourvu qu'on ait de la poudre , chacun fera foi-même fon Médecin , & la plus utile des profeffions deviendra déformais inutile : peut-on envifager fans allarme , ces conféquences outrées , & fans convenir qu'on porte trop loin les éloges de la poudre , & qu'on exagére fes vertus ?

______

(1) Ibid.

RÉPONSE. La Médecine n'étant autre chose, que l'art de guérir l'homme malade, ce seroit se déclarer l'ennemi du genre humain, que de travailler à la ruine d'un art si nécessaire, & si précieux. Mais par quel renversement d'idées, veut-on faire regarder comme funeste à cet art, un reméde qui seroit universellement efficace pour la guérison de tous nos maux ? cette guérison n'est-elle pas, le vrai & l'unique objet de la Médecine ? Et si ce l'est, peut-il y avoir de l'opposition entre une science qui ne s'occupe que du rétablissement de la santé, & le reméde qui la procure ? Il faut être livré à une prodigieuse préoccupation d'esprit, pour oser dire, que l'existence d'un reméde universel, étant supposée, la ruine de la Médecine est certaine. L'art de guérir, est-il donc ennemi des moyens de guérir ? Et faudra-t-il qu'on regarde désormais, comme incompatibles, la profession qui s'approprie le soin des malades, & l'usage d'un reméde qui rétablit leur santé ?

Que cette objection est mal-adroite ! tout son artifice consiste à confondre grossierement l'utile science de la Médecine, avec ce fatras énorme de remédes de toute espece, qui la suffoquent & lui nuisent au lieu de la servir. En effet je conçois que la decouverte d'un reméde universel peut nuire à la réputation & à la vogue de cette multitude immense de remédes qu'on emploie à tout hafard, dans la Pratique médicinale, & allarmer à jufte titre, les marchands de quinquina, d'opium, de mercure, & de tant d'autres drogues célébres, qui font plus fouvent la fortune des vendeurs, que celle des acheteurs ; mais la chute & le difcrédit de tous ces remédes, entraîne-t-elle la chute de la Médecine ? & cette fcience fera-t-elle moins parfaite, parce qu'elle aura trouvé une voie plus abrégée, plus sûre & moins coûteufe pour rendre la fanté aux malades ? Qui ne fent que cette prétention eft le comble de l'abfurdité ?

C'eft donc une vaine & ridicule déclamation de faire craindre la ruine de la Médecine, dans une hypothèfe qui préfente au contraire cette fcience dans fa perfection, & dans fon triomphe. Car s'il eft vrai qu'il y ait un reméde universel, la Médecine acquiert à l'inftant, la plus grande fureté dans fes opérations. Elle fe voit délivrée pour toujours, de tant de dangereufes incertitudes qui obfcurcifloient fa théorie, qui rendoient fa pratique fi communément fautive, & lui ravifloient en mille occafions, la confiance & l'eftime publiques. Dès-lors le Médecin ne craint plus de se tromper, le malade n'est plus exposé à l'être, & la Médecine ainsi simplifiée, devient une science lumineuse, vraiment salutaire, & un des plus beaux présens de la Divinité. Oseroit-on en dire autant, de cette médecine embrouillée qui se nourrit dans le cahos d'une foule innombrable de remédes rivaux, dont le choix est aussi dangereux que difficile ?

Mais que deviendront tous les autres remédes étrangers au Reméde universel, dont on suppose l'existence ? Tant de préparations chimiques, tant d'extraits, d'opiates, de bols, d'élixirs, dont la composition & la vertu font tant d'honneur à la Médecine, & qu'on oppose avec tant de succès aux différentes maladies ? N'est-ce pas porter un coup mortel à la Médecine, que d'établir l'inutilité de tous ces remédes qui forment sa richesse & sa gloire ? La réponse est aisée. Qu'on mette tous ces trésors de la Médecine savante, à côté de tous ces ragoûts succulens & recherchés, de ces liqueurs fines & spiritueuses, qui forment une autre espèce de trésors, pour la table des Grands, nous croyons que les uns ne conviennent pas plus dans la santé, que les autres dans la maladie, & nous dirons hardiment, qu'on ne peut guères user des uns & des autres , fans courir à grands frais , de très grands dangers. Je n'aurois befoin pour prouver cette thèfe , que de demander fi l'on me montreroit autant de vieillards , parmi les gens à bonne chère , & à grands remédes , que j'en défignerois parmi les gens à vie frugale , & qui, pour tout remède , ne connoiffent que le régi-me , & quelques doux purgatifs ? Qu'on jette les yeux fur les Religieux les plus auftères , & fur les riches fenfuels. La vie commune de ces Religieux , vivants dans la frugalité , peut mefurer deux , & quel-quefois trois générations du riche fenfuel dans la fanté , & fomptueufement fecouru par la Faculté dans la maladie. La conclufion qu'on doit tirer de ce contrafte , fe préfente d'elle-même.

Il ne faudra donc plus ni Médecin , ni Chirurgien , ni Apoticaire ? Chacun fera fon propre Médecin ?..... Et qui doute que ce ne fût un grand bien pour l'humanité , & pour la Médecine elle-même , s'il n'y avoit pas plus de Médecins partifans de l'intempérance en remédes , qu'il ne de-vroit y avoir de ces fameux cuifiniers , artifans de tant de ragoûts nuifibles & meurtriers ? Nous ferions difpenfés alors de défirer avec M. Tiffot , *des prières publi-ques ,* pour éloigner les *calamités* fans fin

(1) que l'art dangereux des uns & des autres occasionne tous les jours. La vie des hommes, & l'honneur de la Médecine gagneroient infiniment à ne conserver que des Médecins avares de remédes, qui, savans dans l'art de prescrire un régime convenable, & à placer à propos de doux purgatifs, borneroient là leur utile science, & leur noble émulation. Un moindre nombre suffiroit alors aux besoins publics ; les surnuméraires porteroient leurs talens & leur génie dans d'autres professions ; ce seroit un double gain pour la société : eh ! qui ne voit que la Médecine, qui ne fait qu'être utile, ne consiste pas plus dans le nombre des Médecins, que dans celui des remédes ?

Quant aux Chirurgiens, il est évident que la poudre d'Ailhaud ne leur enlève point le traitement des plaies, des meurtrissures, des foulures, des brûlures, des ulcères, des hernies, des cloux, des panaris, des échardes, des verrues, des cors, & de toutes les maladies externes. La poudre d'Ailhaud sera sans doute infiniment utile dans ces sortes de maladies, dont la gué-

---

(1) Avis au peuple, chap. 34. §. 673.

rison dépend beaucoup de la dépuration du sang ; mais elle laisse à la Chirurgie, le droit & l'obligation de s'occuper des pansemens extérieurs qui doivent concourir à leur parfaite guérison.

NEUVIEME & DERNIERE QUESTION. Les contradictions qu'éprouvent dans le monde, le système & la poudre de M. d'Ailhaud, ne prouvent-elles pas invinciblement l'erreur du système, & les vices de la poudre ? Car quel autre motif, que celui du bien de l'humanité, peuvent se proposer tant de Médecins respectables qui décrient l'un & l'autre ? Et s'il est vrai de dire, que le seul zele pour le bien public les anime dans ce qu'ils ont publié contre M. d'Ailhaud, le reméde de celui-ci n'est-il pas par-là même, un reméde suspect que tout homme sage doit rejeter & laisser dans la boutique des Charlatans

REPONSE. Nous ne sommes plus embarrassés pour répondre à cette question, depuis qu'un savant Journaliste qu'on ne peut suspecter, nous assure qu'en ouvrant *les fastes de la Médecine*, on verra *qu'on n'a jamais proposé de nouveauté véritablement utile, qui n'ait essuyé les plus fortes contradictions. On pourroit même en quelque sorte*, ajoute-t-il, *juger des avantages qu'on doit se promettre d'une découverte,*

par les efforts qu'on fait pour l'étouffer.
C'est ainsi que la circulation du sang, l'u-
sage du mercure, des remédes antimoniaux,
du quinquina, &, de nos jours, l'inocula-
tion, ont été combattus. (1) Si la regle n'est
pas fautive, plus on insistera sur les contradictions suscitées à la poudre, &
sur *les efforts qu'on fait pour l'étouffer*,
plus il faudra conclure qu'on peut espérer
de grands avantages de cette découverte,
& l'objection elle-même servira d'apologie à notre reméde. Il occupera désormais
dans *les fastes de la Médecine*, une des
places destinées aux *nouveautés véritable-*
ment utiles, qui ont essuyé les plus fortes
contradictions; & il aura cet avantage, que
son *utilité* se trouvera garantie par des
millions de témoignages irrécusables, tandis que ses prétendus dangers ne sont an-
noncés que par des contradicteurs peu
nombreux, dont nous avons démontré les
préjugés & l'erreur. Que les vues de ces
contradicteurs aient été bonnes, & leurs
motifs louables, nous ne voulons ni le dis-
cuter, ni le contester; mais dès que nous
avons mis au grand jour, les vices essen-
tiels de leurs raisonnemens, & de leurs ob-

---

(1) Journal de Médecine, tom. XXVIII. p. 106.

fervations contre la poudre, nous fommes certainement autorifés & intéreffés à fixer irrévocablement notre fuffrage en faveur d'un reméde, dont tous leurs efforts n'ont pu obfcurcir le mérite, rallentir la vertu, flétrir la réputation, & qui devient de jour en jour plus recommandable, par les admirables guérifons qu'il opere, & par le nombre des illuftres apologiftes qui prennent fa défenfe, dans tous les ordres de la fociété, dans le fein même de la Faculté.

CONCLUSION.

Si nos Lecteurs veulent bien fe rappeller maintenant ce que nous avons dit des principes de M. d'Ailhaud, fur l'origine des maladies, & fur l'efficacité des purgatifs pour opérer leur guérifon : les heureux fuccès de fa poudre, qui confirment par les expériences les plus éclatantes & les plus nombreufes, toute la théorie de fon Syftême ; l'inconféquence & les écarts des ennemis que la jaloufie lui a fufcités, & qui n'ont rien oublié pour la décrier ; le zele de cette multitude d'apologiftes, que le feul intérêt de la juftice a fait parler pour fa défenfe, dans toutes les parties du monde ; la foibleffe des objections qu'on accumule pour ébranler la folidité de fa doctrine, & balancer les preuves de fait, qui déposent en sa faveur ; la force des raisonnemens que la bonté de sa cause nous a fournis, & le poids décisif d'une expérience de soixante & dix ans , qui prouve avec tant d'avantage l'excellence de la poudre, la vérité du Systême , & la vanité des efforts qu'on a faits jusqu'ici , pour les rendre suspects ; pourra-t-on se refuser à l'impression favorable qui résulte de toutes ces réflexions réunies ? Pourra-t-on refuser son suffrage à un Systême que la raison démontre , & que l'expérience garantit ? A un reméde , dont un million de voix excitées par la justice & la reconnoissance publient les vertus avec enthousiasme , & vengent la réputation avec chaleur ? A un Auteur que son application & ses talens ont conduit jusqu'à la vraie source de toutes les maladiès , & à la connoissance d'un spécifique propre à les guérir toutes? Non, nous osons présumer de nos Lecteurs éclairés & instruits , qu'ils sont à présent convaincus que les préjugés seuls ont pu faire douter de la vérité des principes de Mr. d'Ailhaud ; que l'esprit de parti, seul, a pu s'élever contre l'efficacité reconnue de son Remède universel ; que la seule jalousie du métier a pu inspirer contre sa personne , ces basses & odieuses invectives que quel-

ques Ecrivains téméraires ont ofé publier.
L'adhéfion au fyftême, la confiance au remède, l'eftime pour l'Auteur, feront donc,
à ce que nous croyons, le terme néceffaire
de cette apologie, pour nos judicieux &
équitables Lecteurs. Dès que l'intérêt de
la juftice parle en faveur de M. d'Ailhaud,
nous n'avons pas à craindre d'être taxés de
préfomption, en comptant pour lui fur le
fuffrage de tous ceux qui connoiffent la juftice, & qui l'aiment.

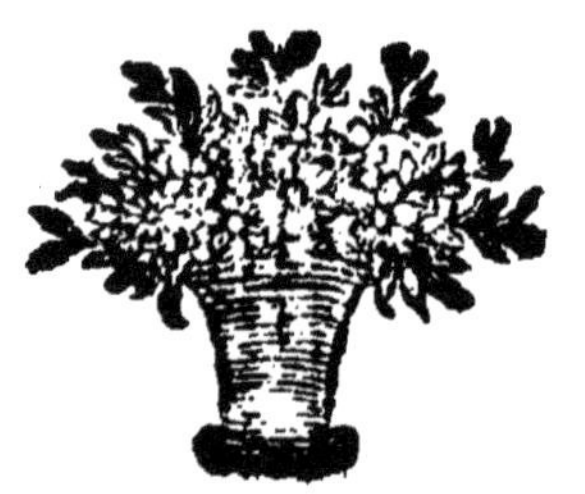

RECUEIL

ABRÉGÉ

DE GUÉRISONS

OPÉRÉES

PAR LE REMÉDE

UNIVERSEL.

Tome XV.

RECUEIL

ABRÉGÉ

DE GUÉRISONS

OPÉRÉES

PAR LE REMÉDE

UNIVERSEL.

LE R. P. Georges Vinot, Récolet, du lieu de Beaufort-en-Vallée en Anjou, a été guéri par le Remede universel, d'une sciatique qui l'avoit rendu presque impotent pendant treize mois, & il a recouvré le libre usage de ses membres.

Signé, G. VINOT, Récolet, Prêtre.

A Beaufort-en-Vallée en Anjou le 9 Déc. 1780.

GAUTIER, Cordonnier à Paris, rue des Bernardins, chez un Tapissier, a été guéri avec cinq prises du remede universel, d'une paralysie au bras droit dont il étoit attaqué depuis un an, & à laquelle tous les autres remedes n'avoient apporté aucun soulagement, & il a recouvré le libre usage de son bras.

Signé, GAUTIER, Cordonnier.
A Paris le 10 *Décembre* 1780.

LA Dame Michel de Pontoise a guéri, avec le secours du remede universel, sa fille âgée de 13 à 14 ans, qui étoit poulmonique depuis deux ans, & étoit si fort oppressée, qu'il sembloit dans de certains momens qu'elle alloit expirer. On lui a fait prendre trois quarts de prise tous les huit jours, & ensuite moins souvent jusques à son parfait rétablissement ; aujourd'elle est engraissée, & jouit d'une parfaite santé.

Une fille, Cadette à ladite Dame Michel, a été guérie d'une fievre putride, avec pourpre & millet, en prenant le remede universel par demi prise.

Un Batelier de la même Ville, âgé de

40 ans, s'eſt délivré d'un vomiſſement de ſang, avec une priſe du remede univerſel.

Signée, Sœur CATHERINE DE JESUS, Carmélite.

A Pontoiſe le 15 Décembre 1780.

UNE ſervante de M. Blanchard, propriétaire des moulins d'en bas du lieu de Choye, malade d'une ſuppreſſion occaſionnée par les fatigues & le froid des eaux qui lui avoit ôté l'uſage de la parole, & preſque tout ſentiment pendant huit jours, a été guérie par le moyen de deux priſes du remede univerſel, détrempées dans un gobelet d'eau dont elle ne prit qu'une partie ; au bout de trois jours elle a repris ſes occupations ordinaires.

Mr. l'Avocat Gros, dudit lieu de Choye, a été guéri d'un bouton qu'il avoit derriere l'épaule, & qu'il ſoupçonnoit être un charbon par la douleur qu'il reſſentoit quand il le touchoit : une priſe & demie a fait diſparoître le bouton, & il n'a plus reſſenti la moindre douleur.

Signé, l'Avocat GROS.

A Choye le 15 Novembre 1780, adreſſée à Mr. Chevrier, Concierge du Parlement de Beſançon, qui l'a remiſe le 26 Déc. 1780.

PLusieurs personnes , des lieux de S. Pierre-Delpech , Pedou, Vinsot & Lapierre , ont été guéries par le secours du Remede universel , des fievres putrides , catarralles , esquinancielles , pourprées & malignes. Le nommé Eradet a été guéri, par le même remede , d'une sueur rentrée. Le Sr. Brousse , du lieu de Barraud , a été délivré d'une hernie qui l'incommodoit fort , & d'une fievre putride en usant du Remede universel.

Les nommés Lafargue , du lieu de Cazelles , paroisse St. Pierre , Bourtoumieu de Cabalier , & Doujeat de Hannot , Paroisse de Gandaille , ont été guéris de fievres putrides par ce seul remede.

Les nommés Cadet , Verdier & Dordé, du lieu de Moustan , paroisse d'Angayrat , ont été parfaitement guéris , par le Remede universel , d'une grosse fievre avec grand feu au gosier & diarrhée.

Quatre prises du Remede universel , ont fait disparoître , dans l'espace d'un mois , les dartres qu'avoit au visage le fils de Mr. Nogueret de Teoullieres. Madame de Teoullieres a été totalement guérie de ses vapeurs par trois prises du Remede universel dans cinq mois.

Deux enfans de deux à trois ans , l'un au nommé Lavergne , & l'autre au nommé Nouvel , du lieu de Sr. Jacques , Paroisse de Cambot , très-dangereusement malades & tombés en syncope , ont été guéris avec une prise du Remede universel , donnée à dose proportionnée à leur âge , & un lavement dans lequel on avoit mis une dose du même remede ; depuis ils se sont bien portés.

Signé, NOGUERET DE TEOULLIERES.

A Laspeires , près Puimirol en Agenois , le 31 Décembre 1780.

UNE Dame qui en tombant s'étoit fracassée la tête , le visage & la poitrine , & qui se trouvoit en danger de mort , a été totalement rétablie avec sept prises du remede universel , dans l'espace de deux semaines.

Un Curé des environs de Bretigny , qui avoit une pésanteur sur l'estomac , avec de petits maux de cœur ; il avoit de plus de plaques rouges par tout le corps & enflées même sur le visage , il étoit tombé en foiblesse jusqu'à trois fois pendant la nuit , a été guéri radicalement de ces infirmités , avec deux prises du Remede universel, données à six heures d'intervalle l'une de l'autre.

Signé, JULLIENNE, Curé de Bretigny, paroisse St. Phisbert, route d'Orléans à Linois.
Par Paris, le 31 Décembre 1780

UNe maladie qui résistoit depuis long-temps à toute la pharmacie, a été radicalement guérie par le secours du remede universel.

Signé, LEYMARIE, Prieur de Campagne.
Près Sarlat, le 4 Janvier 1781.

JEanne Amelin, du lieu de Chassieres, âgée de 49 ans, attaquée d'un catarre affreux à l'épaule & bras gauche, en a totalement été délivrée par le moyen de sept prises du Remede universel en quinze jours.

Une fille du même lieu, éminemment scorbutique, a été radicalement guérie en six mois, par l'usage du Remede universel qu'elle prenoit tous les huit jours.

Signé, SERVANT, Curé.
A Chassieres, le 5 Janvier 1781.

MOnſieur de Beauvallon , Avocat &
Docteur en droit de la ville de Poitiers , atteſte dans ſa lettre du 6 Janvier ,
que les fievres qui regnent dans cette Ville
ſont guéries radicalement dès la ſeconde
priſe du remede univerſel.

  Signé, DE BEAUVALLON, Avocat &
  Docteur en droit.

A Poitiers le 6 Janvier 1781.

LA nommée Jamar a été totalement guérie d'une hydropiſie avec ſix priſes du
remede univerſel.

  Signé, DE LA CHAPELLE , Sup. de
  l'Hôpital Général de Vire.

A Vire baſſe Normandie le 21 Janvier 1781.

LA nommée Iſabelle Armet , de la Jon-
guerres en Eſpagne , malade d'une hydropiſie générale & de poitrine , les jambes, cuiſſes & reins inſenſibles , avec une
inſomnie continuelle & évanouiſſemens fré-
quens , a été parfaitement rétablie par l'uſage du remede univerſel , dont elle prit
une priſe, & quelquefois priſe & demie
pendant 33 jours de ſuite , puis de deux,

de trois & de quatre jours l'un, jufques à
guérifon radicale. Elle alla à la Meffe environ cinquante jours après avoir commencé
à faire ufage du remède univerfel.

Signé, F. S. DE LATOUR, Capucin
Vicaire à Thuir.

A Thuir par Perpignan le 26 Janv. 1781.

LE R. P. Barthelemi de St. Jofeph,
Carme déchauflé, a été guéri d'une
fauffe pleuréfie, avec fix prifes du remède
univerfel. Quatre prifes du même remede
l'ont auffi délivré plufieurs fois des fievres
quartes ; huit prifes lui ont fait rendre quarante petites pierres ; les trois dernieres,
dont l'une étoit de la groffeur d'un noyeau
d'olive, étoient enveloppées d'une pellicule.

Signé, F. B. DE St. Jofeph, Carme
déchauffé.

A Bordeaux le premier Février 1781.

UNe prifonniere de la Salpétriere qui
avoit une cuiffe prodigieufement enflée,
& qui lui caufoit des douleurs très-aiguës,
a été totalement guérie avec 30 prifes du
Remede univerfel.

Un prifonnier du même lieu, attaqué
d'une fluxion de poitrine, a été guéri en
dix

dix jours par le Remede universel. Le défaut de ménagement dans sa convalescence lui occasionna un gros rhume qui le
menaçoit d'une seconde fluxion : quatre
prises du même remede en six jours l'ont
préservé de cette rechute, & l'ont remis en
parfaite santé.

Un autre prisonnier malade d'une douleur de reins qui l'avoit privé du sommeil
pendant quarante-huit heures, & qui l'empêchoit de se tourner dans son lit à moins
qu'on ne l'aidât, a été parfaitement guéri
avec cinq prises du Remede universel en
neuf jours : il a ajouté audit remede de
l'eau de veau simple, des bouillons, de la
limonade & des lavemens d'eau de lin.

Un asthmatique du même endroit qui
étoit tous les étés à la mort, a été guéri
avec huit prises du remede universel.

Deux femmes avancées en âge, souffrant
beaucoup depuis long-tems d'un lait répandu, ont été rendues à la santé, autant
que leur âge a pu le permettre, par le secours du remede universel.

Signée, Sœur FÉLICITÉ, Officiere
de l'Infirmerie de l'Hôpital général
de la Salpétriere.

A Paris, le 6 Février 1781.

E

UN homme du lieu de Sougé en bas Vendomois, malade d'une pleuréfie avec crachement de fang , a été radicalement guéri en dix-fept jours par le fecours du remede univerfel. Sept jours après il a repris à la campagne fes travaux ordinaires.

Signé , TUILLIER , Curé de Sougé.
A Sougé bas Vendomois , près & à Montoire , le 7 Février , 1781.

ALexis Renaud , du bourg d'Ollone , a été guéri par le remede univerfel d'un afthme & d'une migraine qui le tourmentoient beaucoup depuis 20 ans. La femme dudit Renaud a été délivrée par le remede univerfel des maux qu'elle reffentoit dans le dernier mois de fa groffeffe ; & après fon accouchement le défaut d'évacuation l'ayant mife en danger de mort, une prife du remede univerfel l'a entiérement rétablie. Six prifes de ce fpécifique ont encore guéri en quinze jours ledit Renaud d'une paralyfie qui lui prenoit tout le côté gauche , & lui avoit prefque ôté la parole. Le fils du même , âgé de dix-huit ans , malade d'un point de côté avec un dévoiement qui lui avoit fait rendre du fang pendant huit jours , a recouvré totalement la fanté par deux prifes du remede univerfel en quatre jours.

Signé, PARANTEAU, Curé d'Ollone. *Près les Sables bas Poitou , le 8 Février* 1781.

U N jeune homme âgé de vingt-fix ans , qui avoit la jambe toute gangrenée , a été remis dans fon premier état par l'ufage du remede univerfel ; il continue de cultiver la terre.

Signé, BONVOUX. *A Nantes , le 12 Février* 1781.

L E Sieur Champefle ainé , marchand de bois en gros à Chevanne fous Montnoifon , qui étoit fujet à de fréquentes attaques d'apoplexie contre lefquelles il avoit vainement fait ufage de plufieurs remedes , en a été totalement délivré par le fecours du remede univerfel , & jouit d'un embonpoint proportionné & d'une parfaite fanté.

Signé, CHAMPESLE ainé. *A Chevanne fous Montnoifon , le 16 Février* 1781.

UNe jeune femme de Nevers qui avoit une perte conſidérable, avec des douleurs terribles qui la faiſoient évanouir à tout moment, & donnoient à croire qu'elle étoit bleſſée, a été rendue à la ſanté par une priſe du remede univerſel, & il n'y a point eu de fauſſe couche.

Signé, DE LAFERTÉ, Vicaire général de Lixieux.

A la Cave proche Nevers, le 18 *Février* 1781.

MAdame Caillet, attaquée d'une goutte ſciatique qui la privoit de l'uſage de ſes jambes, qui lui donnoit des douleurs très-aiguës, & contre laquelle on avoit inutilement employé pluſieurs remedes, a été radicalement guérie au bout de trois mois par l'uſage du remede univerſel, & a joui depuis d'une ſanté parfaite.

Signé, l'Abbé CAILLET, licencié-ès-loix, Prieur, Commendataire & Curé.

A Brunes, près Epernei en Champagne, le 24 *Février* 1781.

LA Dame Remond, âgée de 36 ans, demeurant rue du Petit-lion, maison de Mr. Perier, Limonadier, fauxbourg Saint-Germain à Paris, malade depuis dix ans, d'un épanchement de lait, ayant en outre une perte, a été totalement guérie de ces deux infirmités en trois mois & demi par 30 prises du remede universel, dont elle a fait usage en les prenant par prises & demie à un jour ou deux d'intervalle, selon que ses forces le permettoient, & depuis elle vaque à ses affaires.

La Dame Parcet, rue de l'Echaudé même fauxbourg Saint-Germain, a été débarrassée d'une fievre violente qui ne lui permettoit pas de quitter le lit, par quatre prises du remede universel, dont elle a pris une prise & demie chaque fois, sans laisser aucun jour d'intervalle entre les Purgations.

Signé, l'Abbé DE GLESCOET COURTOIS, licencié en Théologie, ancien Curé de St. Mames.

A Paris le 3 Mars 1781.

UNe femme du lieu de Montagnac en Agenois, qui se trouvoit agonisante à la suite d'une maladie longue & très-

douloureuse, a été rendue à la santé avec
demi prise du remede universel.

Plusieurs habitans dudit lieu de Montagnac, qui ont fait usage du remede universel pour des fievres tierces, quartes, &
autres maladies, ont été guéris avec une,
deux ou trois prises au plus, quoique la
plùpart de ces maladies fussent invétérées.

Signé, BARRET, Curé de Montagnac, par Villeneuve d'Agen.
A Monflanquin en Agenois le 10 Mars 1781.

UNe femme du hameau du Rongchamp,
Paroisse des Vienne-le-Château, attaquée d'une hydropisie qui l'avoit enflée depuis les pieds jusques sous les bras, a été
totalement guérie avec six prises du remede
universel.

La Dlle. de Vermauchamp du lieu de la
Placardelle, même Paroisse de Vienne-le-
Château, malade d'un gale rentrée qui lui
avoit occasionné un dévoiement continuel,
fievre lente, douleurs insupportables sous
la plante des pieds, & qui la faisoit tomber dans l'eptisie, a été totalement rétablie par l'usage du remede universel, &
jouit d'une parfaite santé.

Signé, BONJOUR.
*A Vienne-la-Ville, par Sainte-Ménehould
en Champagne, le 15 Mars 1781.*

LE nommé Roudeix de la ville de Mareuil, a été totalement guéri des écrouelles qui occupoient depuis le haut de l'oreille gauche juſques à l'épaule, par le ſecours du remede univerſel.

La femme de Pierre Faure, de la Paroiſſe de St. Sulpice, malade des écrouelles, à qui après un accouchement pénible, il étoit ſurvenu un grand mal au teton gauche, avec fievre violente & redoublement par intervalle, a été guérie de toutes ces maladies par 23 priſes du remede univerſel.

La Foulicaude du village de Couloumiers, après avoir accouché d'un enfant à demi pourri, fut à toute extrêmité, parce que l'arriere-faix n'avoit pas pu ſortir, ce qui lui avoit occaſionné une fievre violente ; elle eut recours au remede univerſel ; la troiſieme priſe fit ſortir le placenta, & ceſſer la fievre ; quatre autres priſes la remirent dans ſon état naturel, & cette femme depuis lors s'eſt toujours bien portée.

Signé, le Chevalier DE MAILLARD DE LA FAYE, Chevalier de Malte.

Au Château de la Faye-Maillard, par Angouleme le 21 Mars 1781.

E 4

LA fille aînée du nommé François Berofieres, du lieu de Mefnil-le-Saint-Pere,
âgée d'environ 20 ans , attaquée d'une pé-
ripneumonie bien formée avec crachats fan-
glans , point de côté & douleurs entre les
deux épaules, & n'ayant commencé à faire
ufage du remede univerfel que le neuvieme
jour de fa maladie, étant à toute extrêmité,
prefque fans parole, avec un rale continuel,
& ne rendant plus de crachats , a cependant été totalement guérie en douze jours
par le moyen de fix prifes du remede univerfel , dont la premiere prife lui fut donnée par demi prife , & les autres par prife
entiere à un jour d'intervalle.

La fille cadette dudit Berofieres a auffi
été guérie en onze jours d'une péripneu-
monie, avec fept prifes du remède univerfel.

Le fils dudit Berofieres , malade depuis
fept mois de fievres , en a été délivré par
trois prifes du remède univerfel ; & quelques prifes du même reméde l'ont guéri
d'une enflure qui lui étoit furvenue pour
avoir trop tôt repris fes travaux ; il a repris
fon embonpoint , & eft en état de travailler comme avant fa maladie.

La mere de ces enfans attaquée d'une fievre violente avec tranfport au cerveau , a

été totalement guérie avec 2 prifes du remede univerfel, qui lui ont fait rendre une
quantité prodigieufe de petits morceaux de
chair de la groffeur à peu près d'un pouce,
mêlés avec du fang noir & jaune : cette
femme jouit depuis lors d'une parfaite fanté.

Signé, FARNIER Curé.
A Mefnil-le-Saint-Pere par Troie, le 24
Mars 1781.

UN homme de la Paroiffe de Montro-
neau, attaqué depuis long-temps d'un
flux de fang qui l'avoit conduit aux portes
du tombeau, a été radicalement guéri avec
deux prifes du remede univerfel en deux
jours.

Signé, RIDEAU, Prêtre.
A Villedebos par Nontron le 30 Mars 1781.

LE Sr. Montforton de Rouquette a guéri
fa fille qui étoit à toute extrêmité par
une fuppreffion, en quatre mois, par le fecours du remede univerfel qu'elle prenoit,
avec deux, trois & quatre jours d'intervalle; fa guérifon a été fi parfaite, que quoiqu'ellle n'ait été términée qu'au commencement du carême, Mlle. Montforton a été

E 5

en état de soutenir l'abstinence pendant tout ce tems.

Signé, MONTFORTON DE ROUQUETTE.
A Rouquette par Villeneuve d'Agen, le premier Avril 1781.

LE Sr. Gosset, ci-devant Receveur des Domaines inféodés à Gaillac en Albigeois, a vu guérir sa fille âgée de douze ans, à qui il étoit venu un gros bouton qui auintoit au gras de l'épaule, & plusieurs autres sur le corps, par l'usage du remede universel qu'elle a pris tous les cinq jours pendant trois mois ; depuis ce tems elle a joui d'une santé parfaite, & les boutons ont tout-à-fait disparu.

Signé, GOSSET, Bourgeois.
A Gaillac en Albigeois, le 9 Avril 1781.

LE Sieur Pariset de Bruxelles, attaqué d'un abcès à la gorge avec un rhume violent qui l'empêchoit de dormir à cause d'une toux continuelle, a été radicalement guéri avec cinq prises du remede universel en quinze jours.

Signé, PARISET.
Sur la montagne de la Cour à Bruxelles, le 14 Avril 1781.

LEs personnes des lieux de Travesy & Vendueil en Picardie , qui ont fait usage du remede universel , ont été guéries de la maladie épidémique qui régnoit dans les villages des environs de la Fere.

Le nommé Hubert , Hote dudit lieu de Travesy , malade depuis plus de neuf mois d'une fievre tierce accompagnée d'une enflure considérable aux cuisses , aux jambes , qui avoit fait l'écarification , a été radicalement guéri avec environ dix prises du remede universel en quinze jours.

Signé , CHOLLET , Chanoine de l'Eglise royale de St. Louis de la Fere.
A la Fere , le 26 Avril 1781.

MR. Rousselle , Curé de Noirval , attaqué d'une fluxion de poitrine qui lui étoit survenue à la suite d'un rhume violent , a été radicalement guéri en trois semaines par l'usage du remede universel.

Un enfant dudit lieu de Noirval a été guéri d'une fievre maligne avec trois prises du remede universel.

Une femme de la même paroisse qui avoit des convulsions si violentes qu'elle en avoit les bras écorches , a été radicalement

guérie avec six prises du remede universel.
Signé, LE ROUSSELLE, Curé de Noir-
val.
'A Stenai , le 26 Avril 1781.

UNe Dame de la ville de Lisieux , âgée
de quatre-vingts ans, qui avoit une
inflammation , a été radicalement guérie
par le secours du remede universel.

Une Demoiselle de vingt ans de ladite
ville , à qui il étoit venu un panari qui l'a-
voit privée absolument du sommeil pendant trois nuits , a été tout-à-fait guérie
avec trois prises du remede universel.

Signé, Mme. DE CATILLON DE ST.
LOUIS , Supérieure au bon Pasteur.
'A Lisieux , le 5 Mai 1781.

MR. Prévot de Tossac, Procureur du
Roi au grenier à sel de la ville d'Eu, a
guéri , avec le secours du remede universel,
ses anfans de toutes les maladies qu'ils ont
eu , & sur-tout sa fille cadette attaquée d'un
violent mal de gorge avec gonflement au
dehors , fievre & redoublement. Deux prises données à un jour d'intervalle ont suffi
pour lui rendre la santé, & l'ont délivrée

des engelures qui la tourmentoient toutes les années.

Signé, PREVOT DE TOSSAC , Procureur du Roi au grenier à fel.

A Eu, *le 6 Mai* 1781.

RAymonde d'Orin, veuve Comte, malade des fuites de couche avec fievre, a été guérie par le fecours de deux prifes du remede univerfel.

Marie Calfot, âgée d'environ deux ans, a été guérie de la fievre tierce & des vers avec une prife en deux dofes.

Marie Broffard a été guérie de la fievre lente avec trois prifes.

Une femme attaquée de la fievre quotidienne, a recouvré la fanté par le fecours de trois prifes du même remede.

Pierre Duranton a été guéri d'une fievre lente avec une prife du même remede.

Vincent Gillet & Pierre Gryffon, attaqués de la fievre tierce, ont recouvré la fanté par le fecours d'une feule prife chacun du remede univerfel.

Claudine Marin , affligée d'une incommodité contractée en fervant les malades , accompagnée d'un dégoût général & de la fievre lente , a été guérie avec deux prifes du remede univerfel,

Perrette Chabert, malade d'une difficulté, & rendant des vers par la bouche, a été délivrée de ses infirmités par le secours d'une prise du même remede.

Joseph Vouillon, tombé subitement de sa hauteur & emporté sans mouvement, a été guéri avec une prise du même remede donnée sur le champ.

Plusieurs autres personnes du même lieu d'Aigue-Perse en Beaujolois, ont été guéries de différentes especes de fievres par le secours d'une, deux & trois prises au plus du remede universel.

François Large de la même ville, a été délivre d'une plaie à la jambe extrêmement enflammée & enflée avec deux prises du remede universel.

Signé, DUCROUX, Chanoine.

A Aigue-Perse en Beaujolois, le 7 Mai 1781.

UNe jeune Demoisellle du lieu de Salles en Lauragais, âgée de 20 ans, attaquée d'épilepsie depuis deux ans, a été totalement guérie avec deux prises du remede universel, & depuis elle n'a plus eu d'accès de cette maladie qui auparavant la saisissoit tous les mois & souvent tous les quinze jours : elle jouit actuellement d'une parfaite santé.

Signé, FF. Vincent R. Missionnaire.
A Toulouse, le 15 Mai 1781.

UN homme du lieu de la Magistere en Agenois, attaqué depuis quinze mois d'un rhumatisme, a été tellement soulagé par le secours du remede universel, que, quoiqu'âgé de 60 ans, il fait une lieue à pied, laboure & beche la terre comme auparavant.

Un homme de la même paroisse, âgé de 36 ans, détenu aussi pendant trois mois dans son lit par un rhumatisme, a été radicalement guéri avec quinze prises du remede universel. Il travaille, beche & crible du blé du matin au soir comme auparavant sans ressentir la moindre douleur.

Signé, Coudere, Vicaire de la Magistere.

A la Magistere, le 17 Mai 1781.

LE Sr. Boutot, Entrepreneur à Villefranche en Beaujolois, a vu guérir, par le secours du remede universel, sa femme attaquée d'une maladie que les gens de l'art qualifioient, les uns d'ulcere à la matrice, d'autres de fquirre , d'autres enfin de la pierre. Les remedes de la Pharmacie n'avoient fait qu'aigrir fon mal : elle jouit à préfent d'une trés-bonne fanté.

Le nommé Picard , Boulanger de ladite ville , qui fe trouvoit à toute extrêmité , ne parlant plus & abandonné des Médecins , a recouvré la fanté par le fecours du remede univerfel.

Signé, FORBION, maître de mufique
& organifte à Notre-Dame.

A Villefranche en Beaujolois , le 20 Mai 1781.

L E nommé François Philippon, laboureur du lieu de Pionnat, âgé de 60 ans , enflé de la tête aux pieds depuis deux ans , & fe trouvant à toute extrêmité , a été radicalement guéri avec 8 prifes du remede univerfel prifes en huit jours , & n'a plus été malade depuis.

Un fcieur de bois qui , avec une hache , s'étoit fait une large & profonde plaie entre la cheville & le coup de pied , a été guéri de cette bleffure en cinq jours en panfant la plaie avec un quart de prife du remede univerfel chaque fois , & il ne s'eft nullement reffenti de fa bleffure.

Signé, DOUSSOT , Curé de Pionnat.

A Pionnat en Marche , le 2 Juin 1781.

MR. d'Aubignac de Villeneuve-de-Berg, a été guéri à l'âge de 75 ans, par le secours du remede universel, d'un éryfipelle, d'un dartre, de la goutte, & d'une fquinancie dont il étoit attaqué en même tems.

Signé, d'AUBIGNAC.

A Villeneuve-de-Berg, le 5 Juin 1781.

LE nommé Morel de la paroiffe de Neufville en Verdunois, attaqué d'une pleuréfie des plus dangereufes, & qui avoit réfifté à tous les remedes ordinaires, a été totalement rétabli par le fecours de 5 prifes du remede univerfel.

Le Sr. Warmiffon, qui fouffroit depuis long-temps de douleurs au côté fi vives qu'elles le faifoient fouvent tomber en foiblefle a été totalement délivré, par le fecours du remede univerfel, de cette maladie à laquelle les autres remedes n'avoient pu procurer aucun foulagement.

Signé, WARMISSON, Aumônier de l'attelier de Bar-le-Duc.

A Bar-le-Duc, le 10 Juin 1781.

UNe femme de Rouen, percluse de tous fes membres par un lait répandu, a été remife dans fon premier état par le fecours

d'environ 25 prises du remede universel, &
depuis elle se porte parfaitement bien.

Signée, veuve DE DUMEJAI, rue du
petit Salut.

A Rouen, le 12 Juin 1781.

LE Sr. Fusiés, Négociant du Pont-de-Camamarez en Rouergue, devenu sourd
& aveugle, ensuite de violens maux de tête
qu'il avoit éprouvés & d'une opération
qu'on lui avoit très-mal faite à Cadix, sur
l'œil droit, son estomac totalement délabré
par la quantité des remedes qu'il avoit
pris, a, par le secours de 32 prises du remede universel, recouvré l'ouie & la vue
de l'œil qui n'avoit pas été opéré, repris
son appetit, & enfin a totalement été délivré de ses maux de tête.

Le nommé Bouis, Tisserand du lieu de
Fayet, bas Languedoc, piqué au doigt par
un petit animal vénimeux, ce qui lui avoit
occasionné un grand dégoût pendant plusieurs mois, & une si grande foiblesse qu'à
peine pouvoit-il se remuer malgré les remedes qu'il avoit faits pour cette piquure, a
recouvré la santé par le secours d'environ
sept prises du remede universel, & il se
porte même mieux qu'auparavant.

Signé, FUSIÉS, Négociant de Cadix.
Au Pont-de-Camarez, le 28 Juin 1781.

QUarante personnes du lieu de Neully, attaquées de fievres putrides, ont été totalement guéries par le secours du remede universel.

Mr. le Curé d'Orbigny-Aumont a été guéri, par le moyen du même remede, des hémorroïdes auxquelles les autres remedes n'avoient pu apporter aucun soulagement.

Signé, HENRY, Curé de Bannes près Langres.

A Bannes, le 4 Juillet 1781.

LA Dame veuve Fleury, rue de la poterie à Bayeux, a guéri, avec le secours du remede universel, une de ses filles qui avoit une gale considérable ; depuis elle n'a eu aucun retour de cette maladie ? elle est très-saine.

Signée, veuve FLEURY.

A Bayeux, le 20 *Juillet* 1781.

UN Travailleur de la paroisse d'Ambenay près Rugles en Normandie, tombé dans l'hydropisie à la suite d'une maladie dans laquelle il avoit été mal gouverné, & étant à toute extrêmité, a été totalement guéri avec environ huit prifes du remede univerfel, & depuis il eft en état de vaquer aux plus rudes travaux.

Un autre Travailleur de ladite paroiffe, a été guéri, par le fecours du remede univerfel, d'un mal de jambe qui avoit réfifté à tous les autres remedes.

Signé, DEBROSSES, Curé d'Ambenay.
A Ambenay, le 4 Juillet 1781.

LA nommée Etienne Auberger, âgée de 18 ans, a été guérie avec deux prifes du remede univerfel en quatre jours, de la fievre qu'elle avoit depuis fix à fept mois, & des pâles couleurs.

Le frere Hermite de St. Martin-de-la-Roche a été guéri avec trois prifes du remede univerfel, d'un mal de gorge, mal aux reins & éblouiffemens.

Magdeleine Choifeau fouffrant beaucoup de la pituite, & d'un malaife, a recouvré la fanté avec deux prifes du remede univerfel, qui lui ont fait rendre un ver d'environ quatorze pouces.

Geraud Henry, attaqué de coliques & maux d'eftomac, a été parfaitement rétabli par le fecours de quatre prifes du remede univerfel, dont les deux premieres prifes de fuite lui ont fait rendre un ver gros comme le petit doigt & long d'environ treize pouces ; il a mis deux ou trois jours d'intervalle entre les deux dernieres prises.

Anne Fayeux, attaquée d'étourdissement, grand mal d'estomac & de bas ventre, mal de tête & dégoût, a été guérie avec deux prises en trois jours.

Etienne Logeous Tisserand, demeurant à Chamarande, souffrant depuis neuf mois des maux de tête avec étourdissement & éblouissement, a été parfaitement rétabli par le secours de quatre prises du remede universel en neuf jours.

Mr. Bernault, Lieutenant-Colonel, demeurant à Estrechy, a guéri avec deux prises & demie du susdit remede en trois jours, Louise Jamais sa domestique, d'un mal aux dents avec fluxion & éblouissement.

Signé, DE BERNAULT, Lieut. Col.
A Estrechy le 30 Juillet 1781.

UN homme des environs de Cahors qui devenoit fou tous les étés, au point qu'on étoit obligé de l'attacher, a été guéri par le secours de deux prises du remede universel, dont une prise en forme de tabac, & depuis il n'a plus eu d'accès de folie.

Une femme qui avoit tous les symptômes d'une attaque d'apoplexie sans paralysie formée, mais la bouche tournée, un œil en désordre, & toute cette partie du visage très-affectée, est parvenue en très-peu de temps, par l'usage du remede universel, à détourner cette humeur, & a repris ses travaux ordinaires.

Un autre femme âgée de 60 ans, menacée d'une apoplexie ayant plusieurs endroits du corps couverts d'une espece de dartres, & la poitrine embarrassée, est parvenue à détourner cette humeur, & a repris sa santé par le secours du remede universel.

Signé, le Marquis DE VASSAL ST. GILLY.

Au château de Péchaurie près Cahors, le 31 Juillet 1781.

L A nommée Jeanne-Marie attaquée d'un coup de sang, a recouvré la santé par le secours de deux prises du remede universel.

Différentes personnes des environs de l'abbaye de Bellecombe, ont été guéries, par le remede universel des coliques, hernies, coup de sang & accès des fievre : le même remede appliqué sur des coupures les a faites fermer en 24 heures.

Signée DE MOUCHET, Abesse de Bellecombe. Par Islingeaux route de Lyon.

A Bellecombe, le 4 Août 1781.

LE Sr. Peytat, Négociant à Meze, a garanti par le secours du remede universel, son épouse d'un troisieme avortement, en lui en donnant demi-prise par mois, depuis le troisieme jusqu'au huitieme mois de sa grossesse ; il l'avoit aussi tirée des bras de la mort dans un redoublement qui duroit depuis deux fois 24 heures, à la suite d'une fausse couche où l'accoucheur n'avoit pu extraire l'arriere-faix : cette guérison s'opera avec deux demi-prises données à trois heures d'intervalle.

Signé, ANTOINE PEYTAT.

A Meze par Montpellier le 4 Août 1781.

ANdré Moreau, du lieu de St. Jean-aux-Amognes, attaqué d'une fievre violente, avec point de côté & devoiement presque continuel, a été radicalement gueri en quinze jours avec douze prises du remede universel, qui lui ont fait rendre une quantité prodigieuse de vers.

Marguerite Bonneau, femme dudit Moreau, a été guérie par le secours de neuf prises du remede universel en quatorze jours, d'un point au côté avec une oppression qui l'empêchoit de respirer & de proférer deux paroles de suite.

Louis Frebaut dudit lieu, malade d'un gonflement de rate avec grosse fievre, a été rétabli avec 18 prises du remede universel ; & 6 autres prises données une par semaine, ont achevé de lui rendre la santé, & l'ont mis en état de reprendre son travail.

Marie Moyau, âgée de 26 à 27 ans, attaquée depuis deux ans d'une hydropisie tympanite, extrêmement enflée & à toute extrêmité, a été radicalement guérie, par le secours de 45 prises du remede universel, en trois mois, & ses menstrues qui étoient supprimées depuis dix-huit mois, ont reparu.

Anne Lauvergnat, femme de Jean Lucié, tomba étant grosse de huit mois ; sa tête porta si violemment sur des pierres, qu'elle perdit connoissance & resta sur la place : sept prises du remede universel firent disparoître les douleurs & previnrent les accidents ; elle accoucha heureusement à son terme d'une fille qui se porte bien ainsi que la mere.

Claude Moreau, attaqué d'une pleurésie

fie accompagnée des symtômes les plus fâcheux, ayant, dès le cinquieme jour, la langue, les dents & les levres extrêmement noires, a été guéri avec onze prises du remede universel, en 15 jours; deux jours après il a repris son travail & depuis il s'est très-bien porté.

Signé, Goy, Curé de St. Jean-aux-Amognes.

A St. Jean-aux-Amognes près Nevers, le 4 Août 1781.

UN enfant de 19 mois, dévoré par une érysipele, a été radicalement guéri par le secours du Remede universel.

Huit domestiques de la maison de Mr. le Marquis de Choiseul, attaqués en même tems de fievres malignes, en ont été délivrés en peu de jours par le secours du Remede universel.

Le même Remede universel a rendu la santé à un paysan des environs du château de Reuil, malade d'une fluxion de poitrine, & de la guérison duquel l'on desespéroit.

Signé, l'Abbé de St. Ravel, Prêtre Aumônier chez Mr. le Marquis de Choiseul.

Au château de Reuil près la Ferté-sous-Jouar, le 8 Août 1781.

F

MArguerite Noailles, femme de Nicolas Lorcet, du lieu de Moirmont, près Ste. Ménéhould, tourmentée depuis quinze jours d'un crachement de sang qu'elle jettoit gros comme des noisettes, enflée depuis les pieds jusques au nombril, le visage sec & enflammé, dévorée d'une fievre continue, avec une soif ardente sans pouvoir prendre de repos ni nuit ni jour, a été radicalement guérie par le secours de dix prises du Remede universel.

Signé, DE BEYNE, Curé de Moirmont.

A Moirmont près Ste. Ménéhould, le 10 Août 1781.

LE Sr. Fournier, chef d'une manufacture de boutons, du lieu de Tallandre, près Clermont en Auvergne, a vu guérir par le secours de trois prises du Remede universel, sa femme qui étoit attaquée d'un mal aux yeux qui l'avoit rendue presque aveugle, & qui avoit resisté à tous les autres remedes.

Signé, QUINSAT, Curé de Tallandre-le-Majeur.

A Tallandre près Clermont en Auvergne, le 12 Août 1781.

Mademoiselle Inoy , de la ville de Malines , a vu totalement guérir par le secours du Remede universel, un laquais de sa mere qui étoit réduit à la derniere extrêmité par une hydropisie universelle.

Signée , YNOY.

A Malines , le 3 Août 1781.

Monsieur de Fontenay, Lieutenant-Colonel de Dragons , de Montreuil près le Mans , âgé de 73 ans , a été guéri , en faisant usage du Remede universel pendant plus d'une année presque tous les jours & quelquefois trois prises en un jour , de la goutte qui le tourmentoit depuis plus de 30 ans , & d'une maladie de playes très-nombreuses , qui l'avoit détenu au lit pendant trois ans. Il est si bien guéri que depuis trois ans, il chasse de temps à autre , & fait facilement une lieue à pied presque tous les jours sans en être incommodé.

Signé , DE FONTENAY , Lieut. Col. de Dragons & Chev. de l'Ordre Royal & Militaire de St. Louis.

A Montreuil près le Mans, le 22 Août 1781.

UNe Demoiselle de seize ans, des environs des Molinets en bas Poitou, très-dangereusement malade par les suites d'une chûte où elle s'étoit enfoncée la côte gauche, & qu'elle avoit tenue cachée, ce qui lui avoit occasionné un abcès, a été totalement rétablie par le secours du Remede universel duquel elle a pris deux prises à la fois de six à sept jours l'un, pendant deux mois, & la même dose augmentée quelquefois d'une prise tous les cinq & tous les huits jours pendant six semaines; depuis elle jouit d'une parfaite santé.

Une femme de la paroisse de St. Denis de la Chenasse, à toute extrêmité par une maladie de poitrine, a été totalement guérie avec neuf prises du Remede universel.

Une autre femme de ladite paroisse, a été radicalement délivrée par le secours du Remede universel, d'un flux de sang si violent que, lorsqu'elle se tenoit un instant debout, ses sabots étoient pleins de sang, & quelquefois elle en perdoit connoissance.

Mademoiselle Masson du lieu des Molinets, a guéri avec deux prises du Remede universel sa domestique qui avoit de fievres putrides ; ce remede lui a fait rendre quantité de vers, entr'autres, un d'une aune de long.

Signée, MASSON des Molinets en bas Poitou.

Aux Molinets près les Effarts bas Poitou, le 4 Septembre 1781.

FRançois Gazeau, de la ville de Chauvigny, attaqué depuis huit ans d'une paralyfie fur tout fon corps, d'un tremblement continuel dans tous fes membres, & d'une fievre très-violente occafionnée par les fatigues & les grandes chaleurs, avec infomnie ayant la poitrine embarraffée, les yeux jaunes comme du fafran, la langue extrêmement chargée & entrecoupée de noir & pourprée, vomiffant du fang cangrené, & ayant refté plufieurs heures fans connoiffance, a été totalement rétabli en 15 jours par le fecours de fept prifes du Remede univerfel, dont trois prifes furent données dans des lavemens.

Signés, GAZEAU, BERTRAND & F. GAZEAU.

A Chauvigny, le 8 Septembre 1781.

Onsieur l'Abbé Regley, Prieur d'Estrechy près d'Estampes, a été totalement guéri avec trois prises du Remede
universel, d'un ganglion qu'il avoit au
poignet droit, & depuis trois ans ce ganglion n'a pas reparu.

Le même Monsieur l'Abbé Regley a fait
rentrer avec la plus grande facilité, au bout
de trois jours, par le secours du Remede
universel, une rupture umbilicale dont il
étoit affligé.

Signé, l'Abbé Regley, Prieur d'Estrechy proche Estampes.

A Estrechy proche Estampes, le 17
Septembre 1781.

LE Sr. Baron, Instituteur de jeunesse,
rue des hautes Treilles, à Poitiers, a
été guéri avec une seule prise du Remede
universel d'une rétention d'urine qu'il avoit
depuis sept jours, accompagnée d'une
fievre brûlante avec délire, & d'un point
au côté.

Le nommé Yseck, Libraire & Relieur
de Poitiers, attaqué depuis six mois d'une
hydropisie, le ventre & les cuisses enflées,
a été rétabli dans une parfaite santé en onze
jours par le secours de huit prises du Remede

universel, dont trois prises données de suite, & les cinq autres en huit jours.

Signé, BARON, de l'académie royale d'écriture de Paris & Instituteur de jeunesse.

A poitiers , le 22 Septembre 1781.

L E nommé Ried , maître Cordonnier & bourgeois à Bâle , auquel on avoit fait trois fois la ponction sans aucun soulagement , a été entiérement guéri de son hydropisie moyennant cent soixante & seize prises du Remede universel.

Signé, DE ROSENTHALY , Chevalier de l'Ordre de mérite militaire.

A Bâle en Suisse , le 29 Septembre 1781.

L E Sieur Charles Baille , demeurant à St. Petersbourg , a été guéri , par le secours du Remede universel, d'une maladie que les différens remedes qu'il avoit pris , avoient envénimée au point que les deux ligamens qui contiennent la poitrine s'étoient déboîtés , ce qui l'empêchoit de tousser , cracher & éternuer ; que ses dents étoient toutes mouvantes , & que ses gencives tomboient en pourriture : quarante-trois prises lui ont sauvé la vie , qu'il étoit fur le point de perdre, & il jouit d'une parfaite fanté.

Signé, CHARLES BAILLE.

A St. Pétersbourg, le Ier. Octobre 1781.

M Onfieur le Chevalier de Frezal, Capitaine d'Infanterie Chevalier de St. Louis, de St. Sernin en Rouergue, a été totalement guéri, par le fecours de 80 prifes du Remede univerfel, des dartres dont il étoit attaqué.

Signé, le Chevalier DE FREZAL, Chev. de St. Louis, Capitaine d'infanterie.

A St. Sernin en Rouergue, le 13 Octobre 1781.

U Ne petite fille des environs de Caen, a été radicalement guérie, des écrouelles par l'ufage du Remede univerfel.

Une Femme paralitique de la Ville de Caen, a, par le fecours du remede univerfel, recouvré l'ufage des bras & de la main dont elle ne pouvoit plus fe fervir.

Signé, BILLIARD, Confeiller au bailliage & fiege préfidial de Caen.

A Caën, le 6 Novembre 1781.

LA Dame Masson des Molinets en bas Poitou, a guéri en deux jours avec trois prises du Remede universel, son mari qui avoit eu deux attaques de coliques néphrétiques, dont une lui avoit occasionné une diarrhée de huit jours, & des tranchées très-violentes.

Ladite Dame a encore guéri avec deux prises du même Remede, une de ses filles âgée de 14 ans, qui avoit une colique appellée *Miséreré*, qui la rendoit noire comme un charbon pendant l'accès, & la mettoit sur le point de perdre connoissance par la vivacité de la douleur.

Un enfant de quatre mois qui ne pouvoit remuer aucun membre ni la tête, & étoit resté tel qu'il étoit en naissant, a été rétabli en prenant le Remede universel suivant les doses prescrites, & il a recouvré le libre usage de ses membres.

Deux ou trois prises du Remede universel font disparoître les diarrhées & toutes les especes de fievre.

Signée, MASSON des Molinets.

Aux Molinets par les Essarts bas Poitou, le 19 *Novembre* 1781.

Lettres des Gens de l'Art.

IL me faudroit un livre pour vous circonstancier les cures surprenantes & miraculeuses que votre remede a opéré, sur-tout pour les hydropisies & fievres intermittentes qui avoient été très-long-tems traitées méthodiquement, & qui ont cédé après une, deux, ou trois prises, au plus fort, de ce remede. La malade pour laquelle Mr. Pauliac, Curé de Mauzac, vous en avoit demandé, a été guérie radicalement d'une hydropisie par le secours de dix à douze prises.

Mr. Vassal de la Coste, Seigneur engagiste de la ville de la Linde, qui fait sa résidence près de Belves, en son château de la Coste, attaqué d'une maladie de langueur, & soupçonné poitrinaire, ayant fait plusieurs remedes analogues à son état inutilement, a été radicalement guéri, & cela contre la volonté de ses médecins & de tous ses parens & amis : il a épaissi, engraissé prodigieusement, & a aujourd'hui une santé à toute épreuve. Lui-même surpris de ce miracle, ayant chez lui une servante que l'on croyoit sans ressource d'une hydropifie furvenue à la fuite d'une fuppreffion menftruelle , & entiérement abandonnée , il lui donna deux prifes du Remede univerfel , qui agirent fi efficacement , après environ deux ou trois heures , que cela lui fit faire un bruit dans fon corps qui faifit tous ceux qui étoient dans le château : à la fuite il lui furvint une hemorragie fi confidérable par les parties naturelles , qu'on crut qu'elle alloit fe perdre par fang ; ce fut cependant fa guérifon , puifqu'elle fe porte depuis cette époque , qui eft de trois ou quatre ans , comme le pont neuf, & a confidérablement épaiffi.

Un Invalide de la paroiffe de Languay , menacé d'une hydropifie de poitrine depuis environs dix-huit mois , âgé de 78 à 80 ans , a été confidérablement foulagé , & vit encore faifant ufage de votre Remede univerfel ; je lui en ai donné deux paquets *gratis,* felon vos bonnes intentions. Je ne faurois trouver ni affez de papier ni affez d'encre , fi je voulois vous faire part de toutes les cures furprenantes que vos admirables poudres ont produit , &c.

Signé, Reynal, D. M. Maire de la Linde.

A la Linde en Périgord, le 6 *Décembre* 1781.

F 6

DEpuis fept à huit ans , j'ai fait faire ufage du Remede univerfel , à beaucoup de malades attaqués de fievres putrides , malignes , catharres &c. qui en ont tous reffenti les plus heureux effets , par le prompt rétabliffement que ce Remede leur a procuré ; & notamment à la femme de Jean-Pierre Baillete de ce lieu , qui étoit attaquée de vapeurs hiftériques depuis long-temps , & à qui dans l'accès , il furvenoit des convulfions les plus fortes au bras gauche , que fon mari , quoique fort , avoit peine à le lui tenir ferme : je lui fis faire ufage de vos poudres , dont douze prifes , dans un mois de temps , l'ont rétablie dans une parfaite fanté.

Signé Dalbies Me. en Chirurgie.
A Campouffi par Limoux & Caudies le 4
Mars 1781.

APrès m'être confommé en frais l'efpace d'un an entier , & avoir fouffert les vificatoires aux deux parties latérales de la tête , & à la nuque , un cautere au bras , un ceton à la partie poftérieure & inférieure du cou ; tout cela ne fervit qu'à me faire bien fouffrir , ayant pourtant eû affaire

au flambeau de la Medécine & Chirurgie
en réputation. Enfin j'avois presque entiérement perdu la vûe par une fluxion cathar-
reuse sur les yeux : ayant pourtant oui parler du Remede universel, sans jamais avoir
pu y établir ma confiance ; je regardois
cela comme une selle à tout cheval : mais
mon épouse sujette à un asthme humoral,
depuis bien des années, & à une érésipelle
périodique à une jambe, & y portant depuis dix ans un cautere, un de ses beau-
freres la décida d'user du Remede universel, dont 28 prises l'ont délivrée du tout
& elle a supprimé le cautere qu'elle portoit.
A son exemple je me décidai d'en user de
même, tant pour la maladie des nerfs qui
m'afflige depuis bien d'années, que pour la
vûe, dont 33 prises du Remede universel,
m'ont redonné l'usage, grace au Seigneur,
& à vous Monsieur.

Signé Dousset Me. en Chirurgie.
A Lagrave d'Embarrés par Bourdeaux le 2
Avril 1781.

I A guérison de Jean Mouquet de St. Hi-
laire, mon parent, a fait beaucoup d'é-
clat dans cette ville ; environ 190 prises de
vos poudres, y compris les 20 prises que
vous eûtes la bonté de lui envoyer, lui ont

valu fa parfaite guérifon ; de façon que plufieurs perfonnes attaquées de maladies chro-
niques, & maladies graves, me conful-
tent pour l'ufage du Remede univerfel, &
veulent bien le prendre par mon adminiftration.

Mr. Dupond, attaqué d'une fciatique
goutteufe, colique d'eftomac, obftruction
d'entrailles, a fait ufage de vos poudres.
En ayant une prife & demi dans le ventre
qui le purgea bien le matin, l'après dîné je
ne fais ce qu'il avoit mangé, il avoit bu
du vin, il fut faifi par le froid, & perdit
connoiffance ; on m'envoya chercher je dis
que cela ne feroit rien, je fis baffiner fon
lit ; j'envoyai chercher demi-once d'huile
d'amandes douces, que je fis prendre à
différentes fois, à onze heures du foir la
connoiffance lui vint ; il n'en vouloit plus
prendre, mais je l'engageai à les continuer ;
le furlendemain même dofe, mais de refter
au lit, ce qu'il fit. Aujourd'hui il marche
fans béquilles, vaque à fes affaires, n'en
prend que tous les huit jours, & publie
par-tout les merveilles de vos poudres.

Signé, Rigault.

A la Rochelle, le 5 Avril 1781.

LE nommé Jacques Berthe, malade d'une colique néphrétique depuis très-long-temps, souffroit beaucoup ; je lui ai con-seillé de faire usage du Remede universel, il m'a cru : il y a environ six mois de cela, & a été guéri, depuis il ne sent pas de mal.

Etienne, fils à Claude Etienne, tomba malade d'une apoplexie. Je fus appellé pour le voir, si-tôt que j'y fus, je vis l'estomac extrêmement gonflé, & l'Esophage fort enflé par les efforts qu'il avoit faits en se débattant : il me montra avec sa main le mal ; je vis dans l'instant qu'il avoit une plenitude d'humeurs avec beaucoup de vers. Je lui fis prendre une prise de vos pou-dres, il rendit 68 vers de toute grosseur, il y en avoit d'un pied & demi. Au bout de huit jours il en prit une seconde prise, qui fit un effet surprenant, il rendit 45 vers, jugez quel amas, & toujours sans parler. Au bout de deux mois il rendit encore quatre vers gros comme le petit doigt, & la parole est venue depuis. Le traitement a été fait pendant les mois de Janvier & Février 1781.

Signé, CASONEUVE, Chirurgien.
A Voufieres, le 6 Mai 1781.

LES Effets que votre poudre a produits sur moi me font prendre la liberté de vous écrire. Je tombai malade le 15 du mois d'Août de l'année 1779, la fievre me prit pendant vépres, je paſſai deux jous ſans les ravoir, & je me crus guéri : le troiſiéme jour elle revint, & enfin j'en eus cinq accès en quarte ; de quarte elle ſe mit én tierce, & me dura trois ſemaines ; enſuite elle ſe mit double tierce pendant près de deux mois : je la fixai enfin, par le moyen de 43 remèdes, & le quina en teinture, pendant une quinzaine de jours ; je ne fus pas plutót entré dans la convaleſcence que mes pieds commencerent à ſe gorger, je n'en faiſois pas cas, parce que la pratique me fournit tous les jours des exemples pareils, & les trois quarts guériſſent ſans remède. Cette enflure monta juſques au genoux, & ſe fixa là pendant environ un mois, au bout duquel je commençai à ſentir une peſanteur au bas ventre qui me gênoit beaucoup pour marcher dans ma chambre, je ne tardai pas plus d'un mois à me voir tout-à-fait hydropique. J'ai reſté dans cet état près de ſix mois ; j'étois couvert de plaies ſur toute l'habitude de mon

corps, & enflé jusques au bout des on-
gles ; & tant que la peau avoit pu prêter,
j'avois une difficulté de respirer qui me
tenoit les heures entieres sans parler &
sans connoissance, & l'on me regardoit
mourir à chaque instant, quatre Médecins
qui me voyoient les uns après les autres,
ne s'occupoient plus qu'à prononcer mon
arrêt de mort. Il me restoit encore un
souffle de vie ; je leur demandois si votre
poudre me conviendroit ; ils me répon-
dirent que si on pouvoit l'appliquer
dans aucun cas, que c'étoit dans le mien.
J'en envoyai chercher de suite au bureau le
plus près de chez moi, qui est à quatre
lieues. Je pris la premiere prise le 3 Janvier
1780, elle me fit aller trois fois, & je
rendis environ de trois à quatre livres
d'eau ; le lendemain j'en pris une seconde,
qui me fit pousser quatorze selles d'environ
dix livres pesant d'eau ; & enfin j'ai conti-
nué d'en prendre jusques au nombre de
19 prises qui m'ont très-bien enlevé,
hydropisie, plaies, ulcères, difficulté de
respirer, obstruction au foie, à la ratte ;
en un mot tout ce que j'avois. Je vous
assure, Monsieur, que graces à Dieu &
à votre Poudre, âgé de 50 ans je ne me
suis jamais mieux porté.

> *Signé*, BETH, Chirurgien.

A Toujouze en Gascogne, le 24 Mai 1781.

Epuis environ 22 ans que je pratique la Médecine interne & extetne,
& depuis 16 ans que je fais ufage du
remède univerfel, tant pour moi que pour
mes amis, je l'ai toujours connu infaillible, quand ils ont eu la conftance de
le continuer, & plus finguliérement dans
les Maladies croniques qui ont fuccédé
aux mauvaifes applications pour les fièvres
aigues, inflammatoires, & fymptômati-
ques, dans lefquelles les autres fécours
de la Médecine n'avoient été d'aucune
utilité; bien au contraire ils n'avoient fait
qu'aggraver davantage les maladies, ce
qui m'a porté à bannir prefque tous les
autres remèdes pour n'avoir recours qu'à
lui feul, & auquel on ne peut qu'accor-
der tous les fuffrages qu'il mérite, & je
ne faurois trop le recommander à tous
mes malades. Je puis répéter ici, autorifé
fur de nouvelles expériences, & fur des
obfervations fans nombre, que j'ai prifes
le plus exactement qu'il m'a été poffible,
ce que j'ai dit page 32 du fixieme recueil,
que la médecine univerfelle eft la véritable panacée & l'unique remède capable
de combattre & de guérir radiculement
tous les maux qui affligent l'homme. La

vérité & l'humanité exigent de moi cet aveu sincere que je fais en faveur du Public & du remède universel.

Je me réserve, Monsieur, de vous faire passer dans une autre lettre, les guérisons les plus remarquables depuis environ deux ans. Dans celle-ci je suis chargé, de la part d'une société d'amis, & notamment de celle de Mrs. Icard & Maurin, son beau-fils, tous deux Architectes de cette ville, de vous remercier. Ce dernier fut attaqué, il y a environ trois ans, d'un rhumatisme universel, qui lui avoit entiérement proscrit tout mouvement : il fut traité par un habile Médecin, qui lui prescrivit pendant très-long-tems tous les remedes ordinaires sans aucun soulagement; huit prises de votre poudre l'ont entiérement rétabli, à la surprise du Médecin qui avoit déja dit, que cette maladie seroit fort longue, & que le malade couroit risque d'en être estropié. Après la guérison on ne lui a pas laissé ignorer les moyens qu'on avoit employés, & le Médecin répondit qu'il avoit entendu parler de cette poudre, & qu'il la croyoit bonne, mais qu'il ne sauroit l'ordonner, attendu qu'il n'en connoissoit point la composition. Tous ces Messieurs sont à présent les apologistes du remede universel, &

ils en parlent dans toutes les occasions ; ils m'ont dit de vous en remercier pour eux ; ils sont dans le dessein de l'employer dans toutes leurs maladies.

Signé, BALMES.

A *Montpellier*, *le* 2 *Juillet* 1781.

UN homme du village de Longeville, éloigné de la ville d'une petite lieue, qui avoit une dartre chancreuse sur le bras gauche depuis plus de six ans, qui avoit résisté aux remedes les plus forts de la pharmacie, tels que le mercure & ses préparations, se présenta à moi ; je commençai par lui faire prendre une prise de la poudre purgative, sans qu'elle lui fit le moindre effet. Je réiterai le lendemain une seconde prise, qui ne fit pas plus d'effet que la premiere : je continuai jusques à la cinquieme prise sans voir mon administration réussir ; néanmoins je ne me rebutai point : la sixieme prise fit évacuer toutes les précédentes, avec une très-grande quantité de matières fécales. Le surlendemain de cette grande évacuation, l'ulcere s'enflamma, & toute la main s'enfla d'une telle façon que j'eus beaucoup de peine à déterminer le malade à redoubler les prises. Je regardai cet empirement comme les marques certaines d'une guérison prochaine, parce que les sels grossiers enveloppés dans les humeurs, commençoient à fermenter & à chercher une issue pour s'évacuer. J'en fis prendre jusqu'à 35 prises à ce malade, ce qui l'a parfaitement guéri.

Un succès si marqué me fit employer cet antidote parfait, avec la plus grande sécurité. Depuis environ onze ans que je suis établi dans mon pays natal, j'ai fait des cures sans nombre & désespérées avec la seule poudre purgative ; & je puis assurer en avoir employé & fait employer plus de trois mille prises sans qu'elles aient jamais occasionné le moindre mal.

Signé, RODOUAN, Me. en Chirurgie.

A Neuville-sur-Oine, près Bar-le Duc, le 7 Octobre 1781.

L'Efficacité de votre remede universel m'oblige à vous faire part de deux cures qu'il a opérées entre mes mains. Il y a environ deux ans qu'ayant épuisé quaſi toutes les reſſources de la Médecine pratique , je ne pouvois déraciner des accès de fièvre quarte , avec des obſtruc-tions dans tout le bas ventre , joint à cela une toux avec des crachats ſangui-nolens , qui tenoient un jeune homme âgé de 18 ans depuis neuf à dix mois , à qui il ne manquoit qu'un ſouffle pour le met-rre ſur le grabat. Comme je ne connoiſſois pas votre remede , & que cependant j'en-tendois tous les jours publier ſes effets ſalutaires , je crus qu'il étoit à propos de propoſer au Médecin qui voyoit le ma-lade avec moi d'eſſayer votre remede : il réfuta de ſuite ma propoſition , me diſant que ce remede étoit trop violent, & qu'il ne manqueroit pas de tuer notre malade ; qu'il falloit au contraire continuer des bouillons adouciſſants & anoleptiques pour pouvoir remettre notre malade ; & qu'après cela nous travaillerions à détruire les embarras du bas ventre , le malade avoit déja pris quinze bouillons de cette nature ſans en retirer aucun profit. Laſſé d'ailleurs de tant d'autres remedes qu'il avoit pris , & ſur-tout des trois verres d'apozeme opératif, fondans & fébrifuges qu'il avoit pris pendant douze jours, dit qu'il ne vouloit plus de remedes, & qu'il aimoit mieux périr dans l'état où il étoit,

il avoit déja reçu tous les facrements.
Un de mes amis me dit, pourquoi eft-
ce que je ne donnois pas votre remede
au malade, je lui répondis que le Médecin l'avoit défaprouvé ; n'importe, me
dit-il, je te confeille de le lui donner.
Je demandai alors l'avis des parens qui
ne firent aucune réfiftence. J'envoyai vite
au bureau de Carcaffonne prendre un
paquet de vos poudres, & le lendemain
j'en fis prendre une demi-prife au malade,
qui me donna quelques petites felles qui
nous infectoient. Je continuai huit jours
de fuite de lui donner de cette maniere
avec un bouillon de poulet altéré avec
la laitue & chicorée blanche par - deffus
la poudre. Au bout de huit jours, il y
eut un amandement confidérable , &
mon malade reprit un peu fes forces ;
alors je me déterminai de lui donner de
jour à autre la prife entiere avec le bouillon ci-deffus. Dans moins de quinze jours
mon malade reprit de l'embonpoint ; tous
les embarras du bas ventre & les accès de
fievre difparurent , & mon malade guérit
avec ce feul paquet.

Deux mois après cette cure on me vint
prendre pour un autre malade attaqué
d'une fièvre maligne dont , le Chirurgien
qui le fervoit ne favoit comment s'en
tirer. Il me fit appeller pour nous conci-

lier ; je trouvai le pauvre malade dans un sommeil léthargique , de soubresauts extraordinaires dans les tendons , un ventre baloné & tendu comme un tambour ; on avoit appliqué des vésicatoires aux jambes du malade depuis trois ou quatre jours qui donnoient assez sans qu'il y eut aucun amandement. Je conseillai à mon confrere de lui faire prendre votre remede ; j'écrivis moi-même à Mr. Anchises , Buraliste à Carcassonne , qui m'envoya cinq prises. Je fis prendre une dose de la poudre avec la prise d'un bouillon ordinaire ; à la quatrieme prise il fut hors de danger & parfaitement guéri. Je n'ai plus que ce dernier fait à vous rapporter sur l'efficacité de votre Remede , parce que je ne m'en suis servi que dans les trois occasions dont j'ai l'honneur de vous faire part.

Un Mégissien de ce lieu, à la suite d'une maladie des plus malignes , devint tout obstrué & quasi comme le premier malade que je vous ai désigné. Le Médecin qui le voyoit avec moi lui ordonna , comme au premier malade , des bouillons & des apozemes de la même nature des opiates , avec la rhubarbe, la crême de tartre & le quina. Tous ces Remedes qu'il prenoit successivement depuis un mois ne faisoient aucun effet. Le malade lassé de

tout

tout cela , me dit qu'il ne vouloit plus de Remedes , je lui conseillai de prendre votre poudre , & au moyen de douze prises qu'il en prit dans l'espace de trois semaines , il fut totalement guéri.

Signé , Bieysse , Me. en Chirurgie.

A Villegailhoux , près Carcassonne en Languedoc , le 9 Décembre 1781.

LEs exemples ci-dessous prouveront , Monsieur , que votre remede n'est point dangereux comme bien de personnes ont tâché de l'insinuer.

Mr. la Rue , Architecte , demeurant au fauxbourg St. Blaise de cette ville , me fit prier de l'aller voir , le douze de Septembre 1779 , à cinq heures du matin , où étant arrivé je trouvai le malade au lit , ne pouvant s'annoncer , tant la toux étoir violente & continuelle. Mlle. la Rue sa sœur me dit que le malade étoit dans l'état où je le voyois depuis 20 jours ; que ni nuit ni jour il ne reposoit , malgré les Remedes dont on lui avoit fait user depuis le commencement de sa maladie , les efforts qu'il faisoit en toussant lui faisoient vomir la bile

G

& souvent le sang. Je dis que le remede le plus sûr pour le soulager & parvenir à sa guérison, étoit de lui faire prendre sur le champ de vos poudres. Je lui en délayai une prise & demi, qui l'évacua copieusement. Le lendemain treize, pareille dose; la nuit suivante le malade dormit trois heures, ce qui ne lui étoit pas arrivé depuis 23 jours. Le 14 & le 16, même dose; le 17, une prise & demie; le 18, une prise trois quarts, avec des évacuations par les selles qui le soulageoient chaque jour. Au bout de neuf à dix jours il se trouva parfaitement guéri, & n'eut que deux jours de convalescence après avoir pris ces remedes.

Le 16 Juillet dernier je fus prié d'aller voir, dans l'infirmerie des RR. PP. Capucins de cette ville, le R. P. Léandre, malade depuis trois jours, qui avoit une fievre violente, la langue noire, un point de côté, une retention d'urine : je lui fis prendre douze fois du Remede universel à la dose d'une prise & demie; il s'est trouvé si bien guéri, qu'il a été en état de partir le 16 du mois suivant, ayant reçu son obédience pour se rendre à Bayeux à 30 lieues d'ici.

Le 17 Août de cette année, je fus consulté pour une tumeur fort grosse à la joue gauche de la sœur Pélagie de l'Hôtel-Dieu de cette ville : cette grosseur croissoit de plus en plus, & elle avoit la joue bridée du côté de la maladie. Madame la Supérieure me dit que la malade avoit été purgée plusieurs fois sans diminution de la tumeur ; mais qu'elle n'osoit plus prendre de médecines, les plus douces lui donnant des coliques si violentes, qu'on craignoit pour ses jours. On avoit recours à de l'huile & du vin pour les adoucir. Je dis à ces Dames que vos poudres la guériroient radicalement, & que j'en avois des exemples. Huit prises de votre remede l'ont guérie en moins de six semaines sans avoir senti de coliques.

Le Sr. Lemée, marchand d'eau-de-vie, demeurant au faubourg de Maufort, pays du Maine, vint chez moi, le 2 Novembre dernier, me prier d'aller voir son fils âgé de 22 mois, lequel avoit la fievre, vomissoit continuellement, avoit le cours de ventre, & rendoit beaucoup de sang avec ses excrémens. Le pere me dit que la derniere nuit il avoit eu un redoublement de fievre, & qu'il avoit été froid comme du marbre pendant 4 heures, & que s'il lui en arrivoit autant la nuit prochaine, il y resteroit. Je délayai une prise de poudre dans dix cuillerées d'eau dégourdie, pour

lui en faite prendre une cuillerée d'heure
en heure, le lendemain je trouvai l'enfant
un peu moins mal. Je fis diſſoudre deux
priſes dans vingt cuillerées d'eau, & je dis
d'en faire prendre au petit malade une
cuillerée toutes les deux heures. Au bout
de quatre jours, il fut ſans fievre, la dyſ-
fenterie ceſſée ; il reprit le ſommeil & l'appetit bon, & n'a pas reſſenti du mal ; depuis il a engraiſſé.

Signé, PIAT, Me. en Chirurgie,
& Greffier du premier Chirurgien
du Roi.

*A Alençon baſſe Normandie, le 27 Décem-
bre 1781.*

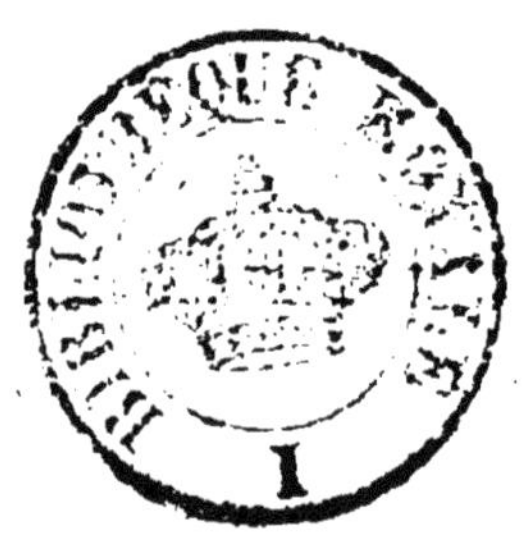

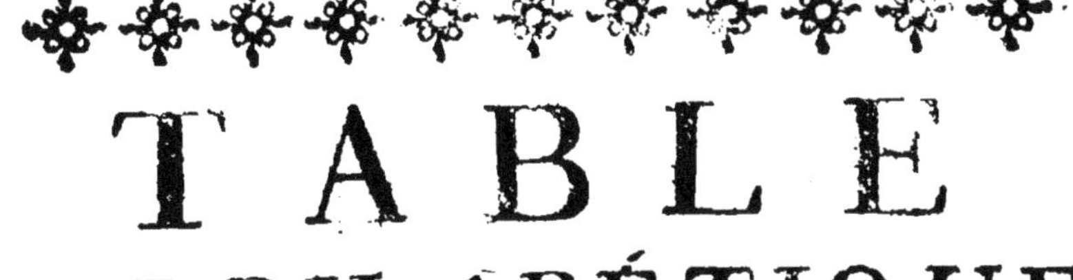

TABLE
ALPHABÉTIQUE

Des maladies avec leurs guérisons
contenues dans ce Volume.

A

B

C

O

P

Fin de la Table.

www.ingramcontent.com/pod-product-compliance
Ingram Content Group UK Ltd.
Pitfield, Milton Keynes, MK11 3LW, UK
UKHW021626170726
13836UKWH00005B/2080